Testosterona,
energia e saúde

Os dados apresentados neste livro possuem caráter meramente informativo. Qualquer decisão de utilizar as práticas aqui apontadas é de inteira responsabilidade do leitor.

Dr. **José Bento**
(coordenador)

Dra. Dinalva Brito de Queiroz, Dra. Giselle Barros,
Dra. Julia Gouvea, Dr. Marco Antonio Botelho, Dr. Sang Choon Cha

Testosterona,
energia e saúde

Descubra como a reposição hormonal
pode restaurar o equilíbrio e transformar
a vida de homens e mulheres

Copyright © 2014 Alaúde Editorial

Todos os direitos reservados. Nenhuma parte desta edição pode ser utilizada ou reproduzida – em qualquer meio ou forma, seja mecânico ou eletrônico –, nem apropriada ou estocada em sistema de banco de dados, sem a expressa autorização da editora.

O texto deste livro foi fixado conforme o acordo ortográfico vigente no Brasil desde 1º de janeiro de 2009.

PREPARAÇÃO Lana de Paula
REVISÃO Bóris Fatigati
CAPA Cesar Godoy
IMAGEM DE CAPA Guy Vanderelst/Gettyimages.com
PROJETO GRÁFICO Cesar Godoy

1ª edição, 2014
Impresso no Brasil

Dados Internacionais de Catalogação na Publicação (CIP)
(Câmara Brasileira do Livro, SP, Brasil)

Testosterona, energia e saúde: descubra como a reposição hormonal pode restaurar o equilíbrio e transformar a vida de homens e mulheres / José Bento (coordenador). – 1. ed. – São Paulo: Alaúde Editorial, 2014.
Vários autores.

Bibliografia
ISBN 978-85-7881-256-0

1. Bem-estar – Aspectos sociais 2. Equilíbrio (Fisiologia) 3. Hormônios – Aspectos fisiológicos 4. Hormônios femininos 5. Hormônios masculinos 6. Reposição hormonal 7. Testosterona I. Bento, José.

14-08491   CDD-612.405

Índices para catálogo sistemático:
1. Equilíbrio hormonal: Qualidade de vida: Fisiologia humana: Ciências médicas 612.405

2014
Alaúde Editorial Ltda.
Rua Hildebrando Thomaz de Carvalho, 60
São Paulo, SP, 04012-120
Tel.: (11) 5572-9474
www.alaude.com.br

Sobre os autores

Dr. José Bento de Souza, MD
Graduado em medicina pela Faculdade de Medicina da Universidade de Mogi das Cruzes. Especialista em ginecologia e obstetrícia. Fez residência médica em ginecologia e obstetrícia no Hospital das Clínicas (FMUSP). Foi professor titular da Universidade de Taubaté. Consultor do programa *Bem Estar*, da Rede Globo.

Dra. Dinalva Brito de Queiroz, RPh, MSc, PhD
Graduada em farmácia pela Universidade Federal do Ceará (UFC). Mestre em tecnologia e gestão ambiental (IFCE). Doutora em biotecnologia pela Rede Nordeste de Biotecnologia (Renorbio). Pro-

fessora visitante da Universidade de Paris (Sorbonne). Pesquisadora do Grupo de Pesquisa em Nanotecnologia e Biotecnologia do CNPq. Especialista em farmácia magistral alopática. Professora permanente do mestrado em biotecnologia da Universidade Potiguar (RN). Revisora de diversos periódicos internacionais.

Dra. Giselle Barros, MD
Graduada em medicina pela Universidade do Estado do Pará (Uepa). Especialista em nutrologia pela Associação Brasileira de Nutrologia (Abran/AMB). Membro da Sociedade Brasileira de Nutrologia. Pós-graduada em fisiologia hormonal pela Universidade Paulista (Unip). Pesquisadora do Grupo de Pesquisa em Nanotecnologia e Biotecnologia do CNPq. Pós-graduanda em endocrinologia pelo Instituto de Pesquisa e Ensino Médico, com extenção na Harvard Medical School. Doutoranda em Biotecnologia pela Rede Nordeste de Biotecnologia (Renorbio).

Dra. Julia Gouvea, MD
Graduada em medicina pela Universidade Camilo Castelo Branco. Pós-graduanda em endocrinologia pelo Instituto de Pesquisa e Ensino Médico e pós-graduanda em fisiologia hormonal pela Universidade Anhembi Morumbi. Mestranda em biotecnologia pela Faculdade Potiguar. Faz parte de vários grupos

nacionais e internacionais de renome, dentre eles o International Hormone Society e a Life Extension Foundation.

Dr. Marco Antonio Botelho, MSc, PhD
Consultor *ad hoc* do CNPq, do MEC, da Bionorte, da Funcap e da Fapepi. Mestre em Saúde Pública (Epidemiologia/UFC). Doutor em ciências médicas (UFC) e pós-doutor (Universidade de Michigan). Professor pesquisador da Universidade de Sassari, na Itália. Professor visitante da Universidade de Paris (Sorbonne). Coordenador do Programa de Pós-Graduação em Biotecnologia da Universidade Potiguar. Revisor de diversos periódicos internacionais e autor de diversos artigos científicos.

Dr. Sang Choon Cha, PhD
Graduado em medicina pela Universidade de São Paulo (FMUSP). Fez residência em ginecologia e obstetrícia no Hospital das Clínicas (FMUSP). *Fellow* em Maternal Fetal Medicine pela McGill University, em Montreal, no Canadá. Doutor em ginecologia e obstetrícia (FMUSP). Livre-docente em ginecologia e obstetrícia (FMUSP). Presidente da Sociedade Brasileira de Utrassonografia, Presidente da Sociedade Brasileira de Medicina Fetal. Autor de diversos trabalhos científicos na área de medicina fetal, ultrassonografia e reprodução humana e autor

de sete livros na área médica. Diretor e fundador da Embryo Fetus – Centro de reprodução humana e medicina fetal.

Sumário

Prefácio 11
Os hormônios 13
A testosterona 17
Andropausa 33
Terapia de reposição hormonal transdérmica
    nanoestruturada (TRHTN) 43
Nanotecnologia transdérmica 55
Um breve histórico da sexualidade feminina 61
Menopausa 75
Os efeitos da testosterona na mulher 81
Testosterona na atividade física,
    metabolismo ósseo e sistema cardiovascular ... 91
Mensagem aos leitores 95
Produção científica dos autores 97
Referências bibliográficas 99

Prefácio

Caro(a) leitor(a),

O objetivo desta obra é descrever, através da literatura científica e de pesquisas clínicas, o uso da testosterona e seus efeitos biológicos em homens e mulheres. Trata-se de um livro pioneiro, que irá mostrar que os avanços tecnológicos tornaram possível a utilização de hormônios de forma prática, segura e eficaz pela via transdérmica, ou seja, através da pele.

A incorporação da nanotecnologia no campo das ciências médicas, algo antes impensável de ser aplicado, veio revolucionar o conceito de reposição hormonal. O fato mais interessante nesta proposta é que esta tecnologia viabiliza, de forma clara, uma melhor permeação e uma liberação controlada de diversos fármacos, não somente de hormônios, necessários à melhoria da qualidade de vida do ser humano.

A utilização de hormônios nos tempos modernos já pode ser realizada de forma fisiológica e segura, pois o Brasil detém esta tecnologia que o posiciona ao lado dos melhores centros de pesquisa do mundo.

Neste livro, será possível entender que saúde não se resume à ausência de doenças. Saúde é o perfeito estado de equilíbrio metabólico onde o corpo e a mente encontram-se completamente harmonizados. Ao olhar o ser humano de forma universal, torna-se evidente a ação dos hormônios no organismo.

É preciso quebrar paradigmas para que se consiga entender esses novos conceitos e usufruir deste grande momento da medicina.

Boa leitura!

Dr. José Bento

Os hormônios

Os hormônios são "mensageiros químicos" produzidos pelo corpo, fundamentais para a harmonia entre os diversos órgãos e sistemas. Eles controlam todas as reações metabólicas presentes no organismo humano, como, por exemplo, o crescimento, o desenvolvimento, a reprodução, a diferenciação celular, o equilíbrio emocional, a cognição e a disposição.

A primeira evidência definitiva da existência de hormônios foi encontrada em 1902, quando pesquisadores britânicos descobriram que uma substância química controlava certas atividades envolvidas na digestão. Desde então, mais de trinta hormônios produzidos pelo corpo humano foram identificados.

A maioria é produzida por órgãos secretores chamados de "glândulas endócrinas". Estas incluem as duas glândulas suprarrenais, a hipófise, as quatro glândulas paratireoides, as glândulas sexuais e a tireoide. Alguns hormônios também são produzidos pelo tecido endócrino presente em órgãos como estômago e pâncreas.

Várias glândulas endócrinas secretam os hormônios no sangue, distribuindo esses compostos por todo o corpo. As ações fisiológicas ocorrem quando os hormônios atingem os seus órgãos de destino, também chamados de "órgãos-alvo". A estrutura química de um hormônio possibilita a sua combinação com um receptor nas células-alvo: cada órgão-alvo contém receptores específicos para cada tipo de hormônio. A união do hormônio com o receptor provoca uma alteração de centenas de processos químicos, fazendo com que o órgão ou tecido afetado pelo hormônio se comporte de um modo específico. Tudo funciona em perfeita harmonia como uma grande orquestra.

Os hormônios podem ser classificados de acordo com as funções que controlam. Essas funções incluem a forma como o corpo metaboliza os alimentos, o crescimento, o sexo, a reprodução, a regulação da composição corporal, a reação do corpo a situações de emergência e de estresse e até o controle da própria produção de outros hormônios.

Além disso, os hormônios também podem ser classificados em apenas dois grupos: os derivados da molécula de colesterol, como os hormônios sexuais, e os hormônios derivados de proteínas, como a insulina e os hormônios da tireoide, entre outros.

O uso de hormônios nos tempos modernos vem passando por uma grande revolução. O próprio conceito de "reposição hormonal" já está sendo substituído pelo de "modulação hormonal". Isso se deve ao fato de que, quando se fala em reposição, está se falando em repor apenas um único hormônio, ao passo que, quando se fala em modulação, fala-se em equilíbrio metabólico através de vários hormônios simultaneamente. Com a modulação hormonal se torna possível utilizar doses hormonais cada vez menores, equilibrar as funções metabólicas e melhorar a qualidade de vida como um todo. Além disso, com os modernos avanços da ciência e da biotecnologia, ficou possível utilizar hormônios molecularmente iguais aos que o corpo produz. A nanotecnologia torna possível a utilização de doses hormonais muito pequenas através da pele, possibilitando maior praticidade e segurança ao seu uso clínico.

Os hormônios são responsáveis por centenas de funções de reparo e regeneração das células. Da mesma forma que um carro precisa de combustível para andar, o ser humano precisa de hormônios para viver.

A testosterona

A testosterona é um hormônio esteroide, androgênio, encontrado na maioria dos seres vivos, sugerindo que os hormônios sexuais têm uma história evolutiva antiga. É o principal hormônio sexual masculino, sendo também de fundamental importância para as mulheres.

Nos mamíferos, a testosterona é secretada principalmente pelos testículos dos machos e pelos ovários das fêmeas, embora pequenas quantidades também sejam secretadas pelas glândulas suprarrenais.

Nos homens, a testosterona desempenha um papel chave no desenvolvimento dos órgãos reprodutivos, tais como testículos e próstata, bem como na promoção de características sexuais secundárias como o aumento dos músculos, da massa óssea e o crescimento dos pelos. Além disso, a testosterona é essencial para a saúde e o bem-estar, bem como para a prevenção da osteoporose.

Em adultos do sexo masculino, os níveis de testosterona são, em média, de sete a oito vezes maiores do que em mulheres adultas. Como o consumo metabólico de testosterona nos homens é maior, a produção diária desse hormônio é cerca de vinte vezes maior em homens do que em mulheres.

Testosterona e colesterol

A testosterona é derivada da molécula de colesterol, assim como os outros hormônios sexuais.

Primeiramente ocorre a quebra da molécula de colesterol, com consequente perda de seis átomos de carbono, resultando na formação da pregnenolona, uma substância conhecida vulgarmente como a "mãe dos hormônios". É a partir disso que começa a formação de todos os hormônios sexuais, incluindo a testosterona.

Em outras palavras, estamos diante de um grande paradoxo. Se os hormônios sexuais são sintetizados a partir da molécula de colesterol, é importante se ter em mente que medicamentos para baixar o colesterol devem ser utilizados somente sob orientação e supervisão médica. Na verdade, o colesterol possui uma série de funções indispensáveis à saúde humana. Ele ajuda na absorção de vitaminas lipossolúveis e na proteção da bainha de mielina (que protege o sistema nervoso central) e é a base da formação dos hormônios sexuais, entre outros benefícios.

Este fato mostra mais uma vez que o grande segredo de tudo está no equilíbrio.

O corpo humano é uma máquina perfeita, e nosso maior desafio é mantê-la em harmonia, conseguindo atingir o equilíbrio metabólico da forma mais fisiológica possível.

Esteroidogênese da testosterona

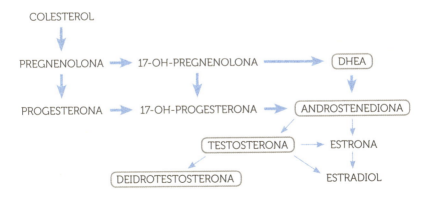

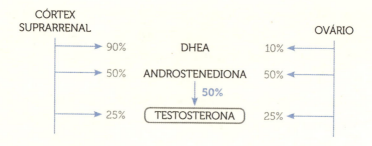

Embora a testosterona seja o androgênio mais conhecido, existem outros androgênios de importância, tais como de-hidroandrosterona (DHEA), sulfato de de-hidroandrosterona (S-DHEA), androstenediona e de-hidrotestosterona. Metade da produção de androstenediona tem origem nos ovários e a outra metade nas suprarrenais.

Produção hormonal

Mais de 95 por cento da testosterona produzida é oriunda dos testículos, órgão sexual masculino, mas esse hormônio também é sintetizado em mulheres, em quantidades muito pequenas, pelas células do ovário e através da placenta. A testosterona também é produzida, por ambos os sexos, pela zona reticular do córtex adrenal e até mesmo pela pele. As glândulas masculinas contêm células de Sertoli, que necessitam de testosterona para a espermatogênese. Como a maioria dos hormônios, a testosterona é fornecida aos tecidos-alvo através do sangue, onde muito do que é transportado está ligado a uma proteína de ligação do hormônio sexual (SHBG), específica do plasma.

Nos homens, a testosterona é sintetizada principalmente nas células de Leydig, presentes nos testículos. O número de células de Leydig, por sua vez, é regulado pelo hormônio luteinizante (LH) e pelo hormônio folículo-estimulante (FSH).

A quantidade de testosterona sintetizada é regulada pelo eixo hipotálamo-hipófise-testicular. Quando os níveis de testosterona são baixos, o hormônio liberador de gonadotrofinas (GnRH) é liberado pelo hipotálamo, que estimula a hipófise a liberar FSH e LH. Os dois últimos hormônios estimulam o testículo a sintetizar testosterona.

Quando a testosterona é liberada na corrente sanguínea, ocorre um processo de inibição da produção hormonal (feedback negativo) sobre o hipotálamo e a hipófise, para inibir a liberação de GnRH e de FSH/LH, respectivamente.

É dessa maneira que o corpo trabalha para produzir os hormônios de maneira equilibrada. O conhecimento aprofundado da complexidade desses mecanismos é a base para se realizar uma modulação hormonal fisiológica e bem-sucedida.

Fatores que afetam os níveis de testosterona

As células de gordura sintetizam uma enzima chamada aromatase, que converte a testosterona em estradiol, o hormônio sexual feminino. Por isso, a perda de peso pode resultar em um aumento nos níveis de testosterona.

Quando as taxas de testosterona começam a diminuir, os problemas para o organismo masculino se tornam bem significativos. Além de todos os sintomas decorrentes da diminuição da testosterona, os homens vivenciam também os sintomas relacionados ao aumento do estradiol. Esses sintomas geralmente estão relacionados a fatores emocionais, como um aumento na sensibilidade emocional, comportamento antissocial, maior tendência a depressão e indisposição. Em casos extremos, pode ocorrer o aparecimento de mamas.

A vitamina D, a exposição ao sol e a prática regular de atividade física, principalmente de exercícios de resistência (como a musculação), aumentam os níveis de testosterona circulante.

Baixos níveis de zinco podem estar relacionados à redução dessa taxa hormonal. O chá de hortelã é um antiandrogênio natural – ele reduz os níveis de testosterona por mecanismos ainda não esclarecidos.

Metabolismo da testosterona

Os efeitos da testosterona em seres humanos ocorrem por meio de dois mecanismos principais: por ativação do receptor de androgênios (diretamente ou como DHT) ou por conversão para o estradiol.

A testosterona livre (T) é transportada para dentro das células dos tecidos-alvo, onde pode se ligar ao receptor de androgênio ou ser modificada para 5-alfa-di-hidrotestosterona (DHT). Aproximadamente 7 por cento da testosterona produzida é transformada em DHT e aproximadamente 0,3 por cento é convertida em estradiol.

A DHT liga-se ao mesmo receptor da testosterona, porém ainda mais fortemente, de modo que a sua potência androgênica é cerca de 5 vezes maior que a da testosterona. Níveis muito elevados de DHT estão associados à alopecia androgenética (calvície de padrão masculino), hirsutismo, hiperplasia prostática benigna (BPH) e câncer da próstata.

Os inibidores da 5-alfa-redutase, como a finasterida, inibem a conversão de testosterona em di-hidrotestosterona (DHT) e têm sido utilizados para o tratamento de diversas condições associadas ao hiperandrogenismo.

Os ossos e o cérebro são dois órgãos importantes para os seres humanos onde o principal efeito da testosterona acontece por meio de aromatização para o estradiol. Nos ossos, o estradiol acelera a ossificação da cartilagem, levando ao fechamento das epífises e à conclusão do processo de crescimento. No sistema nervoso central, a testosterona é aromatizada e, na forma de estradiol, serve como o sinal para o hipotálamo controlar toda a cascata de produção da testosterona.

Nos homens, a redução do LH conduz à rápida supressão da liberação de testosterona, a partir dos testículos.

Os efeitos da testosterona na saúde

Níveis fisiológicos de testosterona possuem diversos benefícios em homens e mulheres. Esse tema será abordado de forma mais detalhada no decorrer deste livro.

De forma simples e resumida, os efeitos da testosterona podem ser classificados como anabólicos e virilizantes.

Os efeitos anabólicos incluem o crescimento da massa muscular e da força, o aumento da densidade óssea e a estimulação do crescimento linear e da maturação óssea.

Os efeitos virilizantes, mais intensos nos homens, incluem a maturação dos órgãos sexuais, engrossamento da voz, crescimento da barba e dos pelos axilares. Muitos desses efeitos se enquadram na categoria de características sexuais secundárias masculinas.

Diferentes etapas da produção de testosterona

Antes do nascimento

O efeito da testosterona antes do nascimento ocorre entre a quarta e a sexta semana de gestação, quando acontece a virilização genital e o desenvolvimento da próstata e das vesículas seminais.

Durante o segundo trimestre da gravidez, o nível de testosterona afeta a feminilização ou a masculinização do feto e pode ser um fator preditivo de futuros comportamentos femininos ou masculinos.

Primeira infância

Os efeitos da testosterona são pouco entendidos na primeira infância.

Nas primeiras semanas de vida das crianças do sexo masculino, os níveis de testosterona aumentam. A função deste aumento ainda é desconhecida. Tem sido especulado que ocorre uma "masculinização do cérebro", uma vez que não existem mudanças significativas identificadas em outras partes do corpo.

Pré-púberes

Os efeitos da testosterona nesse período são sempre mais facilmente observados. Meninos e meninas podem apresentar aumento do odor corporal e da oleosidade da pele e do cabelo, acne, aparecimento de pelos pubianos, axilares e faciais, além de uma maior velocidade no ritmo de crescimento.

Puberdade

A maior parte dos efeitos androgênicos ocorre habitualmente nos indivíduos do sexo masculino.

Durante a puberdade, pode-se observar: acne; aumento da libido e da frequência de ereção; maior intensidade na pilificação corporal; aumento da força e da massa muscular; mudanças no rosto, com crescimento de maxilar, testa, queixo, nariz e remodelação dos contornos dos ossos da face. Os ombros tornam-se mais amplos, a caixa torácica se expande e há conclusão da maturação óssea e finalização do processo de crescimento.

Em mulheres, os efeitos androgênicos são menos comuns, podendo ocorrer em algumas situações específicas, como no caso de ovários micropolicísticos. Nesse caso, pode ocorrer alterações no ciclo menstrual, aumento de peso, acne e aumento da quantidade de pelos no rosto. Outros sintomas, como hipertrofia do clitóris, engrossamento da voz, entre outros, são menos frequentes em meninas na puberdade.

Vida adulta

Os efeitos da testosterona nos adultos são mais claramente observados em homens, mas são importantes para ambos os sexos. Alguns dos efeitos podem diminuir de acordo com a redução nas taxas hormonais ocasionadas pelo avançar da idade.

A testosterona, em níveis fisiológicos, é imprescindível para a qualidade de vida do homem e da mulher. Suas particularidades serão mostradas com maiores detalhes no decorrer deste livro.

Testosterona e atividade sexual

Os níveis de testosterona atingem o pico máximo no início de cada dia, pela manhã, independentemente de ter ocorrido ou não atividade sexual.

Verificou-se que, após o sexo, a mulher experimenta um pico nos níveis de testosterona e de outros hormônios, como a endorfina (hormônio do bem-estar) e a oxitocina (conhecida como o hormônio do amor).

Essa combinação química contribui para tornar o trato reprodutivo feminino um ambiente favorável à concepção.

A testosterona aumenta a libido (desejo sexual) em homens e mulheres. Nos homens, as taxas de testosterona também estão relacionadas à intensidade do orgasmo, mas os seus benefícios na potência sexual não estão bem esclarecidos. Nas mulheres, a testosterona atua, juntamente com a oxitocina, no orgasmo.

É importante deixar claro que a oxitocina também é um hormônio que pode ser utilizado em reposição. Embora não seja o foco deste livro, fica a informação para que mulheres com problemas sexuais possam buscar ajuda profissional tendo mais essa alternativa para solucionar o problema.

Testosterona na sexualidade masculina

A atividade sexual ou estímulos visuais, como filmes eróticos, são capazes de aumentar em 35 por cento os níveis de testosterona circulante no homem. Essa taxa se mantém elevada de sessenta a noventa minutos após o final do filme ou do estímulo.

Um estudo realizado em 2002 concluiu que uma breve conversa entre um homem e uma mulher já é capaz de elevar os níveis circulantes de testosterona.

Os níveis de testosterona e de excitação sexual em homens são fortemente dependentes dos ciclos hormonais das mulheres, elevando-se caso os homens sejam expostos ao odor corporal de uma mulher em período de ovulação.

Testosterona na sexualidade feminina

Nas mulheres, os níveis de testosterona são maiores no momento que antecede o sexo, e isso contribui para a maior intensidade da excitação.

Pensamentos sexuais também podem elevar o nível de testosterona no corpo da mulher.

Contraceptivos hormonais podem ter um impacto negativo nos momentos em que deveriam ocorrer os maiores picos de testosterona. Essa informação é de fundamental importância para mulheres usuárias de anticoncepcionais com queixas sexuais e que nunca associaram o problema ao uso da referida medicação.

Comportamento e personalidade

A literatura sugere que a atenção, a memória e a habilidade espacial são funções cognitivas essenciais afetadas pela testosterona. Evidências científicas mostram que baixos níveis de testosterona podem representar um fator de risco para o declínio cognitivo e para o desenvolvimento da doença de Alzheimer. Este fato reforça a importância de sempre manter a testosterona em níveis fisiológicos.

Agressividade

A teoria evolutiva enfoca a testosterona como um fator que influencia a agressividade e a criminalidade.

Na maioria das espécies, os machos são mais agressivos do que as fêmeas. A castração dos machos geralmente tem um efeito pacificador sobre o seu comportamento agressivo.

Entre os seres humanos, os homens se envolvem mais em crimes violentos. O envolvimento no crime geralmente ocorre no início e em meados da adolescência, mesmo período em que os níveis de testosterona aumentam.

É difícil realizar pesquisas sobre a relação entre testosterona e agressividade, já que a única forma confiável de obter a medida de testosterona no cérebro é realizando uma punção lombar, o que não é feito para fins de pesquisa. Os estudos muitas vezes se baseiam em medidas obtidas a partir de amostras de sangue ou de saliva. A maioria dos estudos mostra uma ligação entre criminalidade, alcoolismo e altos níveis de testosterona.

Diante do exposto, pode-se dizer que o corpo é uma grande reação química onde tudo depende de um perfeito equilíbrio. Corpo e mente precisam estar harmonizados em seu máximo potencial para que o ser humano saiba controlar impulsos, muitas vezes decorrentes de picos hormonais e que, diante de princípios e valores, são controlados de maneira adequada para que se possa viver em sociedade.

Indicação médica

A testosterona pode ser usada com segurança em homens e mulheres. Para que isso seja possível, no entanto, é necessário conhecer e respeitar as indicações clínicas e laboratoriais, trabalhando com doses adequadas e personalizadas. A resposta clínica aos hormônios é sempre muito individual, exigindo uma dose específica para cada pessoa e situação.

A testosterona pode ser utilizada para várias finalidades, como na correção da infertilidade e na falta de libido, coadjuvante no tratamento da osteoporose, melhora da composição corporal, das funções cognitivas e da autoestima, além de ter efeito importante no combate à depressão e de ser fundamental para a energia e vigor físico. Estudos recentes já mostram alguns benefícios da testosterona em pacientes com diabetes tipo 2 e Alzheimer.

A testosterona é, sem sombra de dúvida, uma grande aliada na busca da qualidade de vida em homens e mulheres. O profundo conhecimento do seu mecanismo de ação associado ao seu uso correto são os principais fatores determinantes para o sucesso do tratamento.

Os efeitos adversos

O uso incorreto e abusivo da testosterona pode acarretar diversos problemas à saúde, como: câncer, insuficiência hepática e renal, infarto agudo do miocárdio, insuficiência cardíaca, trombose venosa, acidente vascular cerebral (AVC), queda de cabelo, infertilidade masculina, entre outros.

Pelo fato de este livro abordar o uso da testosterona de forma correta, segura e supervisionada, o que torna rara a possibilidade desse tipo de situação, estes temas não serão abordados aqui em maiores detalhes.

Andropausa

Andropausa é um processo lento caracterizado pela redução gradual e progressiva das taxas de testosterona no organismo masculino. Entre as queixas mais comumente apresentadas pelos homens estão o cansaço, a falta de vitalidade, a falta de libido, irritabilidade, fadiga intensa, alterações no sono, perda de massa muscular, perda de força e aumento da gordura corporal. É como se a vida estivesse perdendo o sentido.

Com a redução nas taxas hormonais ocorre um aumento do risco de doenças cardiovasculares, diabetes, Alzheimer e obesidade.

Essa situação é muito mais comum do que parece. Os níveis de testosterona começam a declinar depois dos 35 anos, podendo chegar a uma queda de até 2 por cento ao ano. Levando em consideração este ritmo natural, o homem pode chegar aos 80 anos apenas com 20 por cento da testosterona que produzia na sua fase de juventude.

Esta condição clínica já possui tratamento seguro e eficaz graças aos avanços científicos e tecnológicos dos tempos modernos.

No passado, algumas empresas farmacêuticas chegaram a vender uma testosterona sintética e quimicamente alterada chamada metiltestosterona. Apesar de ser uma molécula quimicamente modificada e completamente diferente da molécula hormonal produzida pelo organismo humano, ela foi classificada pelo laboratório como testosterona real. Depois de vários anos no mercado, alguns homens que tomaram este produto químico desenvolveram câncer de fígado. E foi dentro desse contexto que a utilização da testosterona passou a ser declarada como perigosa à saúde. O assunto caiu no esquecimento, mas os homens continuaram sofrendo com os sintomas da queda hormonal e se consolavam dizendo que eram sintomas normais da idade.

Anos se passaram e muitas pesquisas foram desenvolvidas nessa área, de forma que, nos tempos atuais, é possível corrigir essa queda hormonal de forma segura e eficaz.

A utilização da testosterona nanoestruturada por via transdérmica garante uma reposição fisiológica, respeitando a produção corporal diária e garantindo diversos benefícios físicos e emocionais.

Os homens precisam saber que a andropausa existe. Ela é uma condição médica que precisa ser diagnosticada, tratada e muito bem acompanhada por especialistas.

Embriologia e fisiologia da testosterona

Na sétima semana de vida embrionária, a testosterona começa a ser elaborada pelos testículos fetais, graças à influência dos cromossomas masculinos através da crista genital em recente desenvolvimento. Essa testosterona é responsável pelo desenvolvimento das características corporais masculinas, desde a formação do pênis e da bolsa escrotal até a formação da próstata, das vesículas seminais e dos ductos genitais masculinos.

Os testículos só começam a secretar quantidade razoável de testosterona no último trimestre da gestação, fase em que esse órgão sexual desce do abdômen para a bolsa escrotal.

Durante a vida fetal, até aproximadamente dez semanas após o nascimento, os testículos são estimulados pela gonadotrofina coriônica da placenta a produzir testosterona. Após esse período, não há, praticamente, produção desse hormônio até a puberdade (10-13 anos).

Já nessa fase, essa produção é reiniciada de forma crescente, fazendo o pênis, a bolsa escrotal e os testículos aumentarem cerca de oito vezes antes dos 20 anos.

A testosterona determina o desenvolvimento das características sexuais masculinas, como pelos corporais, tom de voz, textura da pele, aparecimento de acne, desenvolvimento muscular, aumento de matriz óssea e aumento do metabolismo basal.

O hormônio de liberação das gonadotrofinas (GnRH) é secretado pelo hipotálamo e transportado até a hipófise para estimular a liberação das gonadotrofinas LH e FSH, hormônios que irão controlar a produção de testosterona no homem. O GnRH é secretado, durante alguns minutos, de hora em hora ou a cada três horas, dependo do metabolismo individual. Após a estimulação através do LH e do FSH, os testículos passam a secretar os hormônios sexuais denominados androgênios: testosterona, di-hidrotestosterona e androstenodiona.

A testosterona é sintetizada pelas células intersticiais de Leydig, situadas no interior dos testículos.

Esse mesmo sistema também pode exercer uma resposta inibitória à secreção de LH pela hipófise anterior. Toda vez que a secreção de testosterona se intensifica, ocorre um feedback negativo no hipotálamo, fazendo com que a secreção de GnRH diminua.

O GnRH, por sua vez, causa diminuição da secreção de LH e FSH, e a diminuição de LH reduz a secreção de testosterona pelos testículos.

As glândulas adrenais também são capazes de sintetizar androgênios. Elas secretam mais de cinco androgênios, porém com pouca atividade masculinizante.

Tanto nos testículos quanto nas glândulas adrenais, os androgênios podem ser sintetizados a partir da molécula de colesterol pela via da acetilcoenzima A.

Após ser secretada pelos testículos, a testosterona se liga, fracamente, à albumina plasmática e, mais fortemente, à globulina de ligação dos hormônios sexuais (SHBG). Quando está na forma ligada, a testosterona circula na corrente sanguínea por um período que varia de trinta minutos a algumas horas. Após esse tempo, a testosterona chega ao tecido-alvo, onde é convertida, no interior da célula, em di-hidrotestosterona (DHT), o hormônio mais ativo. O DHT tem três funções de suma importância no homem: auxilia no desenvolvimento genital durante a vida fetal, é responsável pelo crescimento da próstata e, quando em excesso, age no couro cabeludo, causando uma queda de cabelo bem característica nos homens, a calvície masculina.

A testosterona que não se fixa aos tecidos é convertida em androstenediona e deidroepiandrosterona, hormônios que serão excretados pelo intestino, pela bile hepática ou pela urina.

A testosterona pode chegar aos tecidos-alvo e agir diretamente, fazendo a sua função, ou pode ser alterada por uma enzima que a torna um hormônio diferente e com diferentes funções. Um exemplo é a enzima aromatase, que converte a testosterona em estradiol. Encontramos uma boa quantidade dessa enzima no tecido adiposo, o que explica, em parte, a grande incidência de ginecomastia (desenvolvimento de mamas) em homens obesos.

Saber identificar os sintomas decorrentes da ação do estradiol nos homens é fundamental. Esses sintomas, associados ao declínio gradual e progressivo dos níveis séricos de testosterona, indicam a ocorrência da andropausa, condição clínica já comentada anteriormente.

Sintomas como declínio do bem-estar geral, dor muscular e articular, alterações no sono, sudorese, cansaço, alterações na imunidade, irritabilidade, alterações de humor, nervosismo, ansiedade, exaustão física, fraqueza, depressão, acúmulo de gordura, anemia, osteoporose, diminuição do crescimento da barba, diminuição da libido, disfunção erétil, diminuição de ereção matinal, dificuldade de atingir o orgasmo e diminuição do volume ejaculatório podem estar relacionados à andropausa.

Em geral, essa condição acomete homens com mais de 35 anos. Uma completa avaliação clínica e laboratorial é fundamental para um diagnóstico mais preciso. Os exames de sangue são grandes aliados para confirmar o diagnóstico clínico.

Métodos de avaliação de hormônios masculinos

Níveis alterados de testosterona podem acarretar vários sinais e sintomas, tornando a sua quantificação de suma importância para estabelecer as medidas terapêuticas.

Os laboratórios costumam avaliar a dosagem de testosterona de três formas: testosterona total, testosterona livre e testosterona biodisponível. A testosterona total avalia a testosterona ligada à SHBG, a ligada à albumina e a livre. Já a testosterona biodisponível avalia a forma livre e a ligada à albumina, que tem uma ligação mais fraca, podendo se desprender e exercer a atividade hormonal. Muitos laboratórios, em vez de medir a testosterona livre, avaliam a forma biodisponível através do índice de androgênio livre (FAI), que consiste na razão testosterona total/SHBG.

Exames laboratoriais

A dosagem de "testosterona total" é um exame simples, mas um dos exames importantes para avaliar os níveis séricos de testosterona. A dosagem de testosterona total, como o próprio nome já diz, dosa a totalidade da testosterona circulante, e não somente a fração livre, biologicamente ativa, do hormônio. Uma grande porção dessa testosterona medida é inativa, não caracterizando uma quantidade efetiva de testosterona biodisponível no indivíduo.

A dosagem da "testosterona biodisponível" seria o melhor parâmetro para avaliar a produção do hormônio, mas existem questões técnicas que tornam a realização deste exame impraticável. Ele é um teste indireto, derivado de outros resultados. Assim, a dosagem da "testosterona livre" é o melhor indicador do *status* de testosterona no homem.

Existem vários testes para medir a testosterona livre, mas há muita controvérsia na qualidade e interpretação do resultado. Os métodos mais usados são: analog free T test, ou RIA test, equilibrium dialysis, FAI (free androgen index) e o cálculo de testosterona livre a partir dos resultados de testosterona total, SHBG e albumina.

Não existe um conceito unânime sobre quais deveriam ser os parâmetros de testosterona. No *Clinical Practice Guidelines* da Endocrine Society, publicado em 2009, os autores chegaram à seguinte conclusão:

- Em homens com sinais e sintomas clássicos da andropausa: solicitar exames.
- Se a testosterona total for ≥ 350 ng/dl (12 nmol/l): não repor a testosterona.

Andropausa

- Se a testosterona total estiver entre 230-350 ng/dl: solicitar SHBG para calcular a testosterona livre.
- Se a testosterona for ≤ 230 ng/dl (8 nmol/l): repor a testosterona. Também solicitar LH e FSH para diferenciar hipogonadismo primário e secundário.
- Se a testosterona total for ≤ 150 ng/dl (< 5,2 nmol/l): fazer investigação pituitária, solicitar prolactina e RNM de sela túrcica e densitometria óssea para diagnóstico de hipogonadismo secundário.
- Em pacientes obesos, se a testosterona biodisponível for ≤ 225 pmol/l (65 pg/ml): repor testosterona.
- Em pacientes acima de 45 anos: solicitar PSA e toque retal.
- Os exames para controle devem ser repetidos em intervalos de três a seis meses. Se o paciente não referir melhora clínica, correlacionar os sintomas com outras comorbidades (diabetes mellitus, síndrome metabólica, hiperprolactinemia ou uso de medicações).
- Melhorando os parâmetros de testosterona para a normalidade, consequentemente vários benefícios para a saúde serão percebidos: mais músculos, menos gordura, ossos mais fortes e melhor saúde sexual e cardíaca.

Tratamento

Quando se iniciou o tratamento de reposição de testosterona, há mais de sessenta anos, a única forma de reposição era a injeção intramuscular. Nos tempos modernos, embora ainda existam diversas opções disponíveis no mercado, a terapia de reposição com hormônios transdérmicos nanoestruturados representa, sem dúvida, a melhor opção terapêutica.

Contraindicações

Não é indicado o tratamento com reposição de testosterona para homens com câncer de próstata ou de mama ativos, pacientes com alto risco para esses dois tipos de câncer, eritrocitose (hematócrito > 52), nódulo prostático, PSA > 4 ng/nl ou PSA > 3 com alto risco para câncer de próstata ou com sintomas urinários severos.

Terapia de reposição hormonal transdérmica nanoestruturada (TRHTN)

Está provado cientificamente que a queda dos níveis hormonais está diretamente relacionada ao aparecimento de doenças crônico-degenerativas e à significativa perda da qualidade de vida.

A terapia de reposição hormonal com hormônios transdérmicos nanoestruturados (TRHTN) tem sido a solução mais segura para restabelecer os níveis hormonais fisiológicos e, portanto, de prevenir sintomas de diversas comorbidades e patologias.

Para que ocorra, porém, a eficiente absorção desses hormônios através da pele, é necessária a utilização de um veículo transdérmico específico e apropriado, com reduzido tamanho de partículas, capaz de realizar a liberação hormonal de forma lenta, controlada e segura.

Esses hormônios possuem exatamente a mesma estrutura química e molecular encontrada nos hormônios naturalmente produzidos no corpo humano e, portanto, provocam a mesma resposta fisiológica.

Por conta desta particularidade, ao se utilizar esses hormônios sob criteriosa avaliação clínica e laboratorial, respeitando as necessidades metabólicas individuais, os riscos de efeitos colaterais se tornam cada vez menores.

Testosterona, câncer e riscos à saúde

A associação "hormônio × câncer" é inevitável por conta de muitas informações distorcidas que foram dadas no passado. É importante se ter em mente que os tempos mudaram e que hoje se pode contar com a evolução da medicina e com os avanços da biotecnologia.

Atualmente, já se pode utilizar hormônios com estruturas químicas e moleculares exatamente iguais aos encontrados no corpo humano. Este fato, associado à indicação correta, decorrente de criteriosa avaliação clínica e laboratorial, e ao uso de doses personalizadas, torna a terapia de reposição hormonal transdérmica nanoestruturada (RHTN) a mais eficaz e segura.

É sempre bom lembrar que, mesmo esses hormônios sendo os melhores, eles não são vacinas, ou seja, não possuem a capacidade de imunizar ninguém contra um possível câncer. O risco de uma pessoa que utiliza este tipo de hormônio desenvolver a doença é o mesmo da população em geral, sendo, portanto, fundamental o acompanhamento médico, com finalidade preventiva, independente do uso ou não desses hormônios.

Outro fator que deve ser levado em consideração quando o assunto é o uso de hormônios em doses fisiológicas é que o câncer é uma doença mais incidente em pessoas mais velhas, ou seja, em pessoas cujas taxas hormonais estão baixas, geralmente fora dos parâmetros fisiológicos. Esta realidade ainda reforça que, quanto menos hormônio circulante no corpo humano, menor a ocorrência de renovação celular e maior o risco de desenvolvimento de diversos tipos de doenças.

Pelo fato de esses hormônios serem produtos extremamente seguros, a proposta de utilizá-los, quando necessários, é sempre válida para pessoas saudáveis que buscam melhorar a qualidade de vida e que possuam indicação clínica e laboratorial para isso. Embora os benefícios hormonais sejam fundamentais para uma vida plena, não se indica a utilização de hormônios para homens e mulheres com qualquer tipo de câncer.

Testosterona e câncer de próstata

Diferentes grupos étnicos têm diferentes taxas de câncer de próstata. As diferenças nos níveis séricos dos hormônios sexuais, incluindo a testosterona, têm sido sugeridas como uma explicação para essa situação. Esse aparente paradoxo pode ser melhor esclarecido ao se constatar que o câncer de próstata é muito comum. Em autópsias, 80 por cento dos homens de 80 anos têm câncer de próstata.

Exemplos como este servem para mostrar que não existe nenhuma evidência concreta de que a utilização de testosterona, dentro dos limites fisiológicos, possa ocasionar o aparecimento do câncer de próstata. Por outro lado, pelo fato de a próstata apresentar receptores celulares para a testosterona, o uso do hormônio é contraindicado em pacientes com câncer ativo.

A importância da reposição hormonal

Os níveis de testosterona diminuem gradualmente com a idade. A importância clínica desta diminuição é bastante debatida, e há discordância sobre quando tratar os sintomas decorrentes desta queda hormonal.

A Sociedade Americana de Andrologia é bem clara quanto ao seu posicionamento ao dizer que "a terapia de reposição de testosterona em homens idosos é indicada quando os sintomas e sinais clínicos sugestivos de deficiência androgênica e a diminuição dos níveis de testosterona estão presentes".

Os níveis sanguíneos ideais de testosterona são bastante questionáveis, e não há um consenso global sobre o valor mínimo de testosterona para o bom funcionamento do corpo masculino.

Nos Estados Unidos, os níveis de testosterona total considerados abaixo do normal, no sexo masculino, são de 300 ng/dl (10,4 nmol/l), a partir de uma amostra de soro da manhã. No Brasil, esses valores não estão claramente estabelecidos, variando muito de um laboratório para o outro.

É sempre bom lembrar que a clínica é soberana e que os exames laboratoriais são complementares. Os exames ajudam a determinar a dose correta, a fechar o diagnóstico clínico e a acompanhar a evolução do tratamento, porém, é sempre importante saber que não se trata um exame (que é apenas um pedaço de papel) e sim um ser humano, que precisa ser, criteriosamente, avaliado como um todo.

Conforme foi mencionado anteriormente, cada pessoa responde de maneira individual aos hormônios. Por conta disso, mesmo utilizando doses hormonais fisiológicas, ou seja, dentro dos parâmetros de normalidade, alguns efeitos colaterais podem ocorrer. Em geral são sintomas leves (por exemplo, acne e oleosidade do couro cabeludo), que logo precisam ser comunicados ao médico para que haja suspensão do produto ou ajuste da dose.

Em casos de terapia de reposição hormonal ou de modulação hormonal, a relação médico/paciente é sempre um fator decisivo para o sucesso da abordagem clínica.

Em mulheres, o uso de testosterona é contraindicado durante a gravidez e não é recomendado durante a amamentação.

Fundamentos da reposição hormonal transdérmica

Segundo Holbrook (1983, apud Pereda, 2009), "a pele é definida como um conjunto de tecidos, com organização estratificada, que reveste o corpo e apresenta componentes estruturais e metabólicos que trabalham em sintonia com o meio ambiente para manter o equilíbrio orgânico".

A pele é o maior órgão do corpo humano, ocupando uma superfície de mais de 1,5 metro quadrado, e corresponde, em média, de 10 a 12 por cento do peso corporal. É um órgão de arquitetura complexa, estratificada horizontalmente em três compartimentos: a epiderme, a derme e a camada subcutânea, com penetrações verticais dos apêndices tais como folículo piloso, glândulas sudoríparas e sebáceas. Como uma fronteira entre o meio ambiente e o corpo, a pele exerce várias funções, principalmente a de ser uma barreira protetora.

Durante a vida, a pele sofre várias mudanças que variam desde o ambiente aquático da gravidez até o contato com o ar ao nascimento. Ela se adapta às mudanças hormonais da puberdade, e, nas mulheres, ainda é preciso considerar as mudanças hormonais que ocorrem durante menstruação, gravidez e menopausa.

A pele pode ser dividida em três componentes principais: a epiderme, a derme e os seus apêndices, e a camada subcutânea.

A membrana basal é uma estrutura ondulada que se adere à epiderme e à derme papilar, e ajuda a suportar a forma da membrana plasmática das células basais.

A camada basal é a mistura heterogênea de células, das quais algumas se dividem e se diferenciam em queratinócitos, enquanto outras funcionam como âncoras.

A camada granular é identificada por densos grânulos de queratoialina. Nesta camada, as células nucleadas e com poder de divisão se transformam em células achatadas, anucleadas e compostas quase exclusivamente por uma proteína plástica e resistente chamada queratina.

A camada mais superficial, também com células achatadas e anucleadas, é conhecida como estrato córneo.

A epiderme

O conhecimento e o domínio das características da epiderme, respeitando cada camada histológica e as suas informações anatômicas, histológicas e fisiológicas, como espessura e composição, é de fundamental importância para a reposição hormonal transdérmica, pois este é o primeiro desafio e a primeira barreira orgânica ao qual o produto precisa se adaptar e à qual precisa transpassar para ter acesso ao meio sistêmico.

A epiderme, a camada externa da pele, é completamente celular, tipicamente composta de um epitélio escamoso estratificado que contém cinco tipos de células histologicamente distintas. Essas células são organizadas em camadas que, da superfície para profundidade, são: estrato córneo, estrato lúcido, estrato granular, estrato espinhoso e a camada basal.

Pode-se dizer que a epiderme tem aproximadamente 0,15 milímetros de espessura, mas essa medida varia de acordo com a área do corpo, por isso é importante adaptar veículos transdérmicos a cada área, sendo estes configurados para seu uso específico.

Como a epiderme não contém vasos sanguíneos, a passagem de nutrientes e a remoção dos detritos são feitas, por difusão, através da derme papilar, que é altamente vascularizada.

Aqui fica bem claro que a epiderme exerce um papel fundamental à reposição hormonal transdérmica, pois o alvo sistêmico para eficácia do tratamento fica logo abaixo dela, onde há acesso a uma camada altamente vascularizada e com potencial real de absorver as moléculas de hormônio, tornando-as biodisponíveis.

Outro fator importante é o comportamento das células basais. Elas se aderem umas às outras e às células da membrana basal por pontos de contato conhecidos como hemidesmossomos. Estas conexões da parede celular mantêm as células da epiderme juntas, além de promover a passagem de nutrientes e de outros materiais biocompatíveis através da epiderme.

As duas últimas camadas importantes da epiderme, para a tecnologia transdérmica, são a camada de transição e a camada córnea. Efetivamente, as duas camadas são as responsáveis pela formação de uma barreira efetiva, durável e flexível de células mortas compactadas, que podemos chamar de corneócito. A mistura de queratina nesses corneócitos oferece uma excelente cobertura para os órgãos internos, com uma estrutura firme, elástica, quimicamente inerte, impermeável e resistente a agressões e traumas.

A derme

A derme é uma camada de tecido conjuntivo que possui de 500 a 1.000 micrômetros de espessura, composta principalmente por fibras colágenas e cerca de 5 por cento de elastina. Ela fica debaixo da epiderme, dando sustentação a ela, além de suprir seus nutrientes e recolher seus detritos, já que não há vasos sanguíneos na epiderme. Os desmossomos da membrana basal fazem a ligação entre as células basais da epiderme e o tecido conjuntivo da derme.

A derme é subdividida em duas camadas: a derme papilar, mais superficial, e a derme reticular. A derme papilar é uma camada fina de tecido conjuntivo frouxo, localizada dentro e em volta da epiderme, contendo as fibras de tecido conjuntivo orientadas verticalmente. Ela também contém uma rica rede de vasos sanguíneos que penetram nas camadas profundas, além de terminações nervosas e receptores termossensíveis. Abaixo da camada papilar se encontra a derme reticular, que é a maior e mais espessa camada da derme, com fibras colágenas e elásticas densamente compactadas e orientadas horizontalmente.

Abaixo da derme reticular está a camada subcutânea, que contém uma variedade de células: adipócitos, fibroblastos, histiócitos, linfócitos, mastócitos e células plasmáticas.

O sistema de reposição por via transdérmica deve atingir a derme e liberar, por tempo prolongado, o hormônio proposto na reposição.

A utilização da via de administração transdérmica para reposição hormonal apresenta vários benefícios quando comparada à via de administração oral, visto que alguns hormônios possuem biodisponibilidade oral muito pequena (mais de 80 por cento do hormônio é perdido no metabolismo de primeira passagem hepática) e, portanto, possuem menor resposta terapêutica. Outro aspecto, não menos importante, é o fato de que muitos hormônios, quando metabolizados pelo fígado, transformam-se em metabólitos indesejáveis ao organismo humano.

Substâncias que têm características de solubilidade tanto em água quanto em óleo possuem excelente difusão através da pele. Os hormônios possuem esta solubilidade, o que reforça a escolha da via transdérmica para a sua utilização.

Vários fatores são considerados fundamentais para garantir a eficácia da terapia de reposição hormonal transdérmica. A eficiência do veículo utilizado na formulação e o tamanho das partículas do sistema merecem destaque especial.

O veículo carreador exerce uma forte influência na permeação transdérmica, carreando o hormônio através das camadas de gordura subjacentes à pele e entregando o composto hormonal nos capilares sanguíneos, que alimentam os tecidos subcutâneos e transportam o hormônio até o seu sítio de ação.

A pele constitui uma barreira de difícil penetração para vários princípios ativos. No entanto, sistemas com reduzido tamanho de partículas têm sua difusão facilitada. Nesse contexto, a utilização de sistemas nanoestruturados potencializa, de forma substancial, a ação dos princípios ativos envolvidos, potencializando as respostas clínicas.

A utilização de biofármacos obtidos com nanotecnologia tornou-se uma realidade no mundo atual. O Brasil se encontra equiparado aos maiores centros de pesquisa do mundo, já utilizando amplamente essa tecnologia na terapia de reposição hormonal.

Assim, a via de administração transdérmica torna-se uma opção prática, segura e eficaz para a reposição hormonal.

Nanotecnologia transdérmica

O desenvolvimento da nanotecnologia está impulsionando uma nova revolução tecnológica com significativos impactos em diversos setores da atividade humana. Ela está presente em muitos campos da ciência médica e já prova ser uma forte aliada com propriedades únicas, como a entrega de medicamentos transdérmicos constantemente durante 24 horas.

Segundo os princípios da nanotecnologia, controlando-se a estrutura da matéria em escala nanométrica – a bilionésima parte do metro, aproximadamente 50.000 vezes menor que a espessura de um fio de cabelo –, é possível conferir novas propriedades e aplicações aos materiais, ou então otimizá-los.

No Brasil, existe a tecnologia para veicular hormônios, bionutrientes e outros sais farmacêuticos compatíveis com a estrutura bioquímica da pele, o que torna viável a utilização de diversos ativos pela via transdérmica.

Entendendo o tamanho e a escala nano

Quando se fala em nanotecnologia, a primeira coisa a fazer é mudar a escala com a qual se vê o mundo. Não se trata somente de mudar a forma como os olhos veem as coisas, mas sim mudar a maneira como o cérebro trabalha. Essa é a melhor forma de entrar no pequeno grande mundo da nanotecnologia.

Dentro do mundo cotidiano – o mundo da macroescala –, um elefante, uma casa, uma pulga e um tijolo estão em uma mesma escala de tamanho, ou seja, têm poucas ordens de magnitude de diferença. A ordem de magnitude é expressa em potenciais de 10. Isso significa que, se uma coisa é dez vezes maior que outra, ela tem uma ordem de magnitude maior.

Contudo, existem coisas muito maiores e muito menores que os exemplos apresentados acima.

Assim, o objeto mais distante que podemos observar está a 10^{18} cm de distância (o número 1 seguido de dezoito zeros), ou seja:

Nanotecnologia transdérmica

1 000 000 000 000 000 000

Por outro lado, a menor coisa existente no universo é conhecida como o comprimento de Planck, equivalente a 4×10^{-35}:
0,000 000 000 000 000 000 000 000 000 000 000 04

Lembrando que cada ordem de grandeza representa uma potência de 10, pode-se dizer que a diferença entre a maior e a menor coisa existente no universo é de 53 ordens de grandeza.

De modo geral, o tamanho dos objetos envolvidos no nosso dia a dia está compreendido entre o tamanho de uma pulga e o da linha do horizonte, ou seja, abrange cerca de sete ordens de grandeza. Eis alguns exemplos:

- Uma pulga tem cerca de 5×10^{-2} metro.
- Um lápis tem cerca de $1,3 \times 10^{-1}$ metro.
- Um elefante tem cerca de 3 metros.
- Um avião tem cerca de 20 metros.
- Um campo de futebol tem cerca de 10^2 metros.
- O prédio mais alto do Brasil, o Edifício Mirante do Vale, tem cerca de 170 metros.
- A linha do horizonte tem cerca de 3×10^4 metros.

Um aspecto que necessariamente deve ser destacado é que, atualmente, muitas coisas altamente significativas para o nosso mundo ocorrem fora dessa faixa de tamanho. Essas coisas pertencem ao mundo da micro ou da nanoescala. Essa é a escala tecnológica empregada e utilizada para a reposição hormonal transdérmica com o Biolipídeo B2.

Os prefixos nano, micro, mili e centi são usados para que se possa especificar o fator pelo qual é multiplicada uma determinada grandeza. Na escala nano (nm), o fator de grandeza corresponde a 10^{-9} do metro, ou seja, um bilionésimo do metro.

É exatamente nessa escala de tamanho que a nanotecnologia é trabalhada e que os objetos nanotecnológicos, como o Biolipídeo B2 e todo o sistema de reposição hormonal, são concebidos. Nessa mesma escala estão os átomos, as moléculas e o sequenciamento do nosso DNA.

Para desenvolver sistemas nanoestruturados, como o Biolipídeo B2, é fundamental a união do conhecimento de vários profissionais pesquisadores. Químicos, físicos, farmacêuticos, engenheiros e biólogos devem trabalhar em conjunto a fim de não só compreender como também utilizar as propriedades dos nanossistemas.

Como é possível notar, a nanotecnologia não é mais uma promessa para o futuro. Ela já faz parte da realidade mundial e brasileira, podendo ser aplicada à saúde e ao bem-estar geral de diversas maneiras.

Vantagens da liberação transdérmica

Os objetivos da liberação hormonal transdérmica são: evitar administrações repetidas, promover liberação prolongada e manter as concentrações plasmáticas constantes.

Essa via de administração, além de ser mais prática, diminui as variações plasmáticas do fármaco e a frequência de administração (por ser utilizada, na maioria das vezes, uma única vez ao dia). Além disso, possui melhor absorção quando comparada à via oral, sendo também uma boa alternativa à via intramuscular.

Um breve histórico da sexualidade feminina

Segundo Rohden (2008), "a partir da segunda metade do século XIX, a relação entre órgãos genitais, sexualidade feminina e doenças de caráter amplo e instável constituiu um dos principais focos da atenção dos médicos. Para cuidar das doenças, eles se dedicaram ao desenvolvimento de um leque significativo de tratamentos, que incluíam cirurgias e reclusão. Além disso, em alguns casos, como o da loucura puerperal, as perturbações femininas poderiam ter consequências que extrapolavam o domínio individual, chegando, na visão dos médicos, a atingir a sociedade como um todo, uma vez que eram percebidas como determinantes na execução de atos considerados nocivos ao bem público, como no crime de infanticídio". Tratava-se de um terreno de desordens hormonais no corpo, porém, a comunidade médica ainda não entendia a fisiologia do sistema endócrino e as substâncias químicas que esse sistema secreta no organismo humano.

Por volta de 1870, a retirada dos ovários (ooforectomia), conhecida na época como castração, era tida como alternativa terapêutica para os "males" que acometiam as mulheres.

Esse tema ganhou força e começou a aparecer nas teses da Faculdade de Medicina do Rio de Janeiro a partir de 1866. Ao longo do tempo, a ideia da cura de perturbações mentais pela cirurgia foi ganhando respaldo e as teses começaram a tratar da questão de forma mais aprofundada.

Um dos autores mais renomados da época acreditava que as operações davam bons resultados porque os órgãos reprodutivos atuariam sobre a atividade do cérebro. Por conta disso, chegou a fazer o seguinte comentário: "Assinalada desde muito tempo a ação preponderante útero-ovariana sobre a vida mental, não nos é lícito duvidar que há um mecanismo complexo, um conjunto de atos reflexos, um conjunto de sensações múltiplas, uma elaboração cerebral inconsciente e a sensibilidade física é um poderoso agente em que todos os fenômenos físicos e orgânicos são intimamente ligados uns aos outros pelas relações de causalidade". (Garcia, 1901, apud Rohden, 2008)

A partir de 1890, ocorreu um redescobrimento do tema da menstruação, marcado pela interpretação da desordem interior. A menstruação expressava de uma maneira única o caráter instável e suscetível da constituição física e mental da mulher. Nas fases críticas de seu aparecimento, por ocasião da puberdade, e de seu término, na menopausa, assim como durante todo o período de sua recorrência, a mulher estaria sujeita a intensas perturbações. A comunidade médica da época, apesar de não compreender os hormônios, já passava a aceitar a possibilidade de interferência fisiológica e bioquímica de alguma substância ligada aos órgãos sexuais e ao seu ciclo funcional.

Depois de encerrar o século XIX com conceitos previamente formados pela influência dos órgãos reprodutivos sobre a saúde humana, a medicina começou a se aprofundar nos estudos para compreender melhor as verdadeiras causas que provocavam nas mulheres uma série de problemas diretamente ligados aos seus órgãos reprodutores e sexuais. Segundo Rohden (2008), em 1904, assistiu-se a certa reviravolta no debate sobre a cirurgia de retirada dos ovários, assunto amplamente defendido no século anterior. "A tese de Theodorico T. da Silva e Souza (1904) contribui de forma singular para compreendermos o que se passava. Esse autor escreve a primeira tese, segundo palavras dele mesmo, sobre o tema da insuficiência ovariana, que trata do conjunto de perturbações determinadas pela hipofunção da glândula ovárica" (Rohden, 2008). Um marco dessa época foi em 1889, quando "Brown-Séquard apresentou à Sociedade de Biologia de Paris uma publicação sobre a importância do líquido orquítico [líquido proveniente dos testículos, no corpo humano]. O médico francês teria aplicado injeções desse líquido, de origem animal, em si mesmo, e obteve como resultado um franco processo de rejuvenescimento. Brown-Séquard foi o primeiro a considerar os testículos e os ovários como glândulas de secreção interna e a supor que essas secreções teriam influência sobre o sistema nervoso. Segundo Souza, desde meados da década de 1890, haviam surgido trabalhos interessantes que procuravam demonstrar a existência e a importância dessas substâncias. Boa parte desses trabalhos se dedicara a provar que, depois da ooforectomia, as mulheres sofreriam uma série de perturbações advindas da falta da secreção interna do ovário. Esse órgão passou então a ganhar importância considerando-se toda a fisiologia do corpo feminino. Tornou-se claro que os ovários, além da secreção externa, que é a produção dos óvulos, também apresentavam secreção interna, ou seja, de hormônios. As cirurgias de extração passaram a ser rediscutidas e desenvolveu-se a teoria da reposição das secreções internas, ficando as operações reservadas para casos específicos" (Rohden,

2008). Os resultados positivos desse tratamento foram observados pela comunidade médica em geral e, em particular, pelo eminente dr. Jayle, que aplicou o método de reposição hormonal em mulheres ooforectomizadas. Os benefícios foram logo observados, tendo em vista que a consequência mais destacada dessa cirurgia se referia a perturbações mentais e a diminuição do desejo e do prazer durante o ato sexual. Em outras palavras, estava referendada a conexão entre falta de ovários, desordens mentais e falta de desejo. No entanto, essa explicação se resumia somente às funções ovarianas.

E foi nesse contexto que, no início do século XX, a comunidade médica passou a definir a secreção de glândulas sexuais e reprodutivas, por exemplo, ovário e testículo, como extremamente significativa para a cura de doenças e para a manutenção da saúde.

A insuficiência ovariana tornou-se um tema recorrente até 1930. O problema passou a ser debatido com o desenvolvimento de uma nova especialidade médica, a endocrinologia. Um trabalho de Gabriel Duarte Ribeiro, defendido em 1922, situou a insuficiência ovariana como uma insuficiência das glândulas endócrinas. Descreveu com detalhes a anatomia e a fisiologia dos ovários e apresentou de maneira mais refinada as consequências de sua perda. Também explicou que, depois dessa cirurgia, o útero sofria um processo de atrofia, da mesma forma que os órgãos genitais externos. As pacientes engordavam muito e sofriam alterações importantes no sistema nervoso. O autor acrescentou que a melhor solução para esses casos seria o enxerto ovariano, realizado a partir da implantação de um ovário sadio em mulheres submetidas à cirurgia, mas que haveria dificuldade em encontrar doadoras dispostas a ceder um ovário saudável (Rohden, 2008).

O início da reposição hormonal

Com essa conclusão aceita e com a necessidade de ofertar uma solução para as disfunções endócrinas do ovário, pois o enxerto era inviável, nasceram as primeiras pesquisas e testes com reposição hormonal em seres humanos, de forma controlada e validada pela sociedade científica médica da época. O ano de 1920 foi um marco para todos os médicos que trabalham com hormônios.

Rohden (2008) aponta que, como o método do enxerto tinha inúmeros inconvenientes, a opção mais empregada foi a reposição dos hormônios que faltavam a partir da administração de medicamentos: "A opoterapia, ou seja, o uso de soros contendo hormônios, parecia ser uma das grandes novidades da época e era anunciada como a solução para os mais diversos problemas. O composto Thelygan, por exemplo, que, entre outras substâncias, continha o extrato esterilizado dos ovários de vacas novas era indicado para 'todas as enfermidades da vida sexual feminina'", que incluíam instabilidade emocional, fadiga, alterações dos ciclos menstruais, problemas de fertilidade, problemas na pele, entre outros (Rohden, 2008).

Ainda segundo esta autora, até 1920, predominou a noção de que os hormônios produzidos pelos órgãos sexuais seriam específicos de cada sexo e determinariam as suas características sexuais. Contudo, a partir de 1920, descobriu-se, por meio de experiências com animais, a presença dos dois tipos de hormônios em machos e fêmeas, assim como em outros órgãos além de ovários e testículos. No entanto, "experiências nas quais se detectava a presença de hormônios femininos em machos e de hormônios masculinos em fêmeas ainda foram descritas com muito espanto durante décadas. Gradualmente passou-se a demonstrar uma diferença quantitativa na presença dos hormônios típicos de machos e fêmeas. Embora os cientistas tivessem identificado a não exclusividade na origem e função dos hormônios, os ginecologistas, na prática, continuaram promovendo um modelo dualista. Como sabemos, o que prevalece até os dias de hoje é a noção comum que, se não reafirmar a existência de hormônios específicos, postula uma relação íntima entre determinados tipos de hormônios e determinados tipos de corpos. Segundo Oudshoorn (1994), a ideia pré-científica do dualismo de gênero [...] continuou direcionando a produção científica e as descobertas do início do século XX" (Rohden, 2008).

Após aceita a teoria sobre a presença e influência dos hormônios femininos e masculinos tanto em homens como em mulheres, começou-se a desenvolver pesquisas relacionadas aos dois sexos. Os homens passaram a fazer parte das pesquisas como portadores de necessidades semelhantes às das mulheres. Estava claro que ambos precisavam repor os hormônios. Uma das pesquisas mais relevantes de 1930 foi a do dr. Serge Voronoff. O seu trabalho envolveu a implantação de testículos de macacos em escrotos de homens, com eficácia limitada. Os desdobramentos dessa pesquisa levaram ao enxerto de ovários de macacas em mulheres, com terríveis consequências. Depois de muitas mortes (de macacas e de mulheres), a pesquisa foi redirecionada ao uso de estrogênio sintético, mas, com o advento da Segunda Guerra Mundial, a pesquisa foi suspensa.

Mais uma vez a falha dos enxertos e implantes levou a comunidade científica às pesquisas sobre as substâncias secretadas pelos órgãos endócrinos. Essas substâncias, os hormônios, passaram a ser amplamente estudados e desvendados um a um, principalmente os relacionados ao sexo feminino, por toda a sua base conceitual e histórica. Em 1930, o homem conseguiu, pela primeira vez, identificar e isolar os hormônios produzidos pelo corpo humano, sendo os primeiros a estrona e o estriol. Em 1933 foi a vez do estradiol, e, em 1937, avanços nas pesquisas conseguiram isolar a progesterona.

A terapia de reposição hormonal e a menopausa

Com a retomada das pesquisas abandonadas por causa da Segunda Guerra, os laboratórios e centros de pesquisas resgataram a tecnologia de isolamento de moléculas endógenas e deram sequência aos trabalhos, referentes ao isolamento e a reprodução industrial de estrogênios equinos conjugados (1942). No entanto, somente em 1963, com a divulgação dos benefícios da estrogenioterapia, teve início a história da terapia de reposição hormonal. Em 1966, Robert Wilson publicou o livro *Feminine Forever*, que vendeu mais de 100.000 exemplares no primeiro ano. Nos primeiros nove anos depois do lançamento deste livro, houve um aumento da venda dos estrogênios estimado em 400 por cento. Wilson promoveu vigorosamente a menopausa como uma condição de "decadência de vida". Segundo ele, a reposição de estrogênio era como a tão procurada pílula da juventude, que protegeria a mulher contra os horrores do envelhecimento. As revistas femininas agarraram-se avidamente a essas ideias e promoveram amplamente os seus conceitos. As empresas farmacêuticas aproveitaram a onda, fazendo vigorosas promoções e fortes campanhas publicitárias. A mensagem do dr. Wilson atingiu um alvo bastante receptivo: "Mulheres de meia-idade precisam de drogas com hormônios para serem salvas dos inevitáveis horrores e decrepitudes desta terrível deficiência chamada menopausa".

Com o domínio da tecnologia pelos grandes laboratórios, o sucesso e a adesão da terapia de reposição hormonal já estavam garantidos. As grandes indústrias farmacêuticas passaram a investir vultuosos volumes financeiros na pesquisa de novas moléculas e na expansão da terapêutica. No Brasil, em 1970, começou a ocorrer o desvio do caminho originário da proposta de reposição hormonal, dando lugar a uma panaceia comercial desenfreada, que transformou todo um trabalho com base científica numa simples oportunidade de ganhar dinheiro.

Um exemplo desse oportunismo foi o resgate de pesquisas que continham observações sobre os efeitos positivos dos estrogênios no sistema cardiovascular. Os homens são mais propensos a terem doenças coronarianas do que as mulheres da mesma idade, os pesquisadores decidiram, em estudo randomizado, administrar estrogênios em homens com doença coronariana nas doses de 2,5 e 5 miligramas. O estudo foi interrompido com 18 meses, em decorrência dos efeitos colaterais: ginecomastia, impotência sexual e doença tromboembólica.

A partir de então, ficou claro que os estrogênios só deveriam ser usados em mulheres. A popularidade da terapia com estrogênio não conjugado foi caindo, e buscaram-se novas abordagens. O foco foi desviado para assuntos de saúde mais urgentes. A indústria farmacêutica ressuscitou a terapia de reposição do estrogênio através reposição hormonal "segura" – uma combinação de progesterona sintética e estrogênio, que, supostamente, protegeria mulheres na menopausa não apenas contra doenças cardiovasculares, mas também contra a devastação da osteoporose.

Em 1982, observou-se que o tratamento com estrogênios isolados e cíclicos causava hiperplasia endometrial em 18 a 32 por cento dos casos. Quando os progestágenos eram ministrados durante 7 dias por mês, a hiperplasia ocorria em 3 a 4 por cento dos casos; quando ministrados de 10 a 12 dias por mês, as lesões hiperplásicas ocorriam em 2 e 0 por cento, respectivamente. Com essas verificações e com o trabalho de Gambrell, em 1983, observou-se que o risco relativo de câncer de mama das usuárias de terapia associada de estrogênios e progestágenos foi menor que o das não usuárias, e esta terapia foi cada vez mais difundida.

Em 1989, observou-se que o risco relativo de câncer de mama não era prevenido e poderia ser aumentado pela adição de progestágenos aos estrogênios por períodos prolongados. Como este trabalho apresentava alguns erros metodológicos, ele foi esquecido, e a terapia hormonal continuou a ser difundida de tal maneira que, em 1995, foi bastante utilizada com efeitos benéficos no alívio dos sintomas e na profilaxia das doenças metabólicas, sem efeitos colaterais e com boa adesão.

Esta perspectiva parece ter sido questionada pelas descobertas de um estudo histórico, publicado no *New England Journal of Medicine* em 1995, abrangendo 121.700 mulheres, que revelou efeitos alarmantes da TRH. O estudo mostrou que as mulheres que usaram hormônios por mais de 5 anos para compensar os sintomas da menopausa aumentaram em 30 a 40 por cento as chances de desenvolver câncer de mama. Em mulheres com idades entre 60 e 64 anos, o risco do câncer de mama aumentou para 70 por cento depois de 5 anos de terapia de reposição hormonal.

Anos se passaram e muito se avançou em pesquisas e em tecnologia. Novos hormônios foram criados, doses menores foram cada vez mais utilizadas nos produtos comercializados e o uso dos hormônios foi se tornando cada vez mais seguro e amplamente difundido.

2014: Um marco na história da medicina

Os avanços da ciência e da biotecnologia tornaram possível a realização de uma terapia de reposição hormonal fisiológica e segura.

A biotecnologia permite a utilização de hormônios molecularmente iguais aos produzidos no organismo humano. A qualidade diferenciada dos hormônios associada a doses muito pequenas, difundidas através da pele por meio de nanopartículas, faz da reposição hormonal atual um marco na história da medicina e traz consigo uma nova esperança na busca da qualidade de vida por homens e mulheres.

Menopausa

A menopausa é uma condição clínica que merece acompanhamento profissional, atenção e respeito. Cada mulher responde de uma maneira individual às variações hormonais, sendo, portanto, necessária a personalização do tratamento com total supervisão médica.

Falar de menopausa é falar de toda a complexidade do organismo feminino. Neste livro, o tema será abordado de forma relativamente superficial, a fim de que se possa entender a necessidade da utilização da testosterona em mulheres que se encontram nesta fase da vida. No entanto, o corpo humano é uma grande reação química onde tudo funciona como uma perfeita "orquestra", em total harmonia.

Sendo assim, a utilização da testosterona na menopausa é como uma gota no oceano. Muitos benefícios podem ser observados, mas o ideal é a correção e o equilíbrio de todos os hormônios, a modulação hormonal. A falta de conhecimento adequado levou as pessoas, durante séculos, a recorrerem a diferentes maneiras de tentar explicar como o corpo da mulher funcionava.

Embora o conhecimento científico já tenha avançado, muitos conceitos distorcidos sobre a menopausa persistem até hoje. Antes dos últimos cem anos ou mais, ninguém realmente tinha conhecimento sobre os hormônios e como eles trabalhavam no nosso corpo. Dessa forma, eram muitos os equívocos sobre os comportamentos dos homens e, sobretudo, das mulheres, especialmente em torno do período menstrual.

Na Antiguidade, os gregos acreditavam que todos os estados de doença eram causados por um desequilíbrio de "humores", e que o ciclo menstrual da mulher ajudava a equilibrá-los. Assim, o início da menopausa significava que o corpo feminino não poderia mais se livrar desses males. Diversas mulheres, preocupadas com essa condição, recorriam à aplicação de sanguessugas nas pernas para "sangrar" e restabelecer o equilíbrio. A mulher infértil não tinha muito valor para a Grécia Antiga, e a menopausa era raramente discutida, provavelmente porque poucas mulheres chegavam a essa fase da vida.

Os gregos não foram os únicos a mistificar a menopausa. Várias religiões e tribos pagãs consideravam este período como um sinal de energia maligna. Outros viam esse período como uma forma de a natureza livrar as mulheres das impurezas associadas ao corpo; o sangramento mensal seria necessário para limpar uma mulher quando ela não estava cumprindo o seu dever de gerar filhos.

Ao final do período reprodutivo feminino, vinha o fim da expectativa de vida, era a prova de que uma mulher tinha, de fato, deixado de ser útil. Ela teria servido ao seu propósito por ter tido filhos, mas agora não tinha mais nada a contribuir para o marido ou para a sociedade.

Durante a Idade Média, a menopausa era vista como um fenômeno natural até o século XVIII, mas ao longo dos anos começou a ser vista como uma doença, levando a tratamentos bizarros e a cirurgias extremamente perigosas.

Os vitorianos eram profundamente desconfiados sobre a saúde reprodutiva das mulheres. Eles pensavam que havia uma ligação direta entre o útero e o cérebro e que as mulheres estariam predispostas à loucura, especialmente durante a menopausa. Mulheres na menopausa que apresentavam qualquer tipo de atração de ou excitação sexual indevida eram ridicularizadas ou submetidas a cirurgias e muitas vezes encaminhadas a um asilo sob o diagnóstico de portadoras de "insanidade do climatério".

Os vitorianos também argumentavam que os ovários eram a sede da essência feminina e que todas as virtudes femininas surgiam a partir deles. As mulheres poderiam tornar-se mais dóceis, mais limpas (em relação ao corpo e à mente), mais inteligentes e mais importantes de acordo com a situação dos seus ovários. Por conta de toda essa maestria ovariana, era normal que eles adoecessem ou deixassem de funcionar, segundo os pensamentos da época.

Até o final do século XIX, as mulheres não foram condenadas apenas por causa de seus órgãos internos, elas também foram condenadas por causa de suas tendências neuróticas.

Mulheres que apresentassem qualquer tipo de pensamento relacionado à sensualidade para outra finalidade que não a reprodutiva eram consideradas imorais e passíveis de punição.

Novos conceitos

Com o aumento da expectativa de vida, muitas mulheres estão vivendo muito além do término da idade reprodutiva, tendo que conviver com a menopausa muitas vezes sem nenhum tratamento.

Em muitos países, mesmo nos mais desenvolvidos, a menopausa ainda é vista como o fim da vida de uma mulher. É espantoso que, ainda hoje, com todos os avanços da medicina moderna, muitas mulheres ainda estejam "amarradas" a conceitos ultrapassados.

O mundo mudou, a medicina evoluiu e viver nos tempos atuais é se permitir viver a plenitude.

É preciso quebrar paradigmas para que se consiga perceber este grande momento e viver de maneira mais saudável e feliz. Escolher manter-se ativo e saudável é fazer uma verdadeira declaração de amor à vida.

Nesse sentido, os hormônios são grandes aliados, regulando todas as funções orgânicas. Os benefícios da reposição hormonal são incontestáveis. Hormônio é vida, brilho no olhar, energia no corpo, beleza, saúde e vitalidade. Manter os hormônios em equilíbrio é manter o corpo e a mente em perfeita harmonia.

Os efeitos da testosterona na mulher

A testosterona possui um papel fundamental no organismo feminino. Produzida principalmente pelos ovários e pelas glândulas suprarrenais, ela representa um dos hormônios mais importantes para a qualidade de vida da mulher. Seu complexo mecanismo regulador muda com o avançar da idade: nas mulheres jovens, a produção é cíclica, o que caracteriza o aumento da libido no meio do ciclo; nas mulheres em perimenopausa ou menopausadas, a produção é acíclica e declina levando consigo o desejo sexual e a vitalidade.

Os benefícios da testosterona não se limitam apenas à libido. Sintomas como diminuição na sensação de bem-estar, mudanças de humor, fadiga persistente e inexplicável, perda de massa óssea, redução de força muscular, rarefação dos pelos, alterações da memória e de outras funções cognitivas são observadas quando os seus níveis hormonais encontram-se reduzidos.

É válido ressaltar que alguns sintomas podem levar anos para se manifestar, e o caráter subjetivo da maioria deles torna o diagnóstico ainda mais difícil.

No Brasil, 8,2 por cento das mulheres queixam-se de absoluta falta de desejo sexual; 26,2 por cento não atingem o orgasmo; 26,6 por cento têm dificuldade de excitação e 17,8 por cento têm dispareunia (dor no momento da relação). Esses dados retratam, provavelmente, uma possível queda androgênica.

As concentrações séricas de testosterona diminuem gradualmente em função da idade. Ocorre queda de 40 a 50 por cento da produção de testosterona entre os 20 e os 50 anos. Após a menopausa, esse declínio é mais lento. Além disso, a deficiência de testosterona também pode ocorrer por outros fatores, como disfunções endócrinas, ooforectomia (retirada dos ovários), corticoterapia, insuficiência suprarrenal e hipopituitarismo.

Na mulher, a testosterona é principalmente transportada no sangue por uma proteína denominada globulina transportadora de hormônios sexuais (SHBG) ou pela albumina. Somente de 1 a 2 por cento da testosterona circula livremente no sangue periférico. É somente esta fração livre, não ligada à globulina, a responsável pelos efeitos biológicos deste hormônio. Desta forma, todos os fatores que afetam as concentrações da globulina transportadora também irão afetar o resultado clínico.

Os hormônios tireoidianos e os estrogênios são capazes de aumentar os níveis desta globulina, diminuindo a fração biologicamente ativa da testosterona. Este fato torna fundamental um maior monitoramento desse hormônio em mulheres menopausadas que fazem reposição hormonal e em mulheres em tratamento de hipotireoidismo.

Por outro lado, algumas situações como obesidade, diabetes, resistência à insulina e síndrome dos ovários policísticos elevam a testosterona livre por diminuírem as concentrações da SHBG.

O excesso de hormônio masculino acarreta um quadro clínico variável, incluindo a puberdade precoce nas meninas, hirsutismo, acne, oleosidade da pele e virilização, sendo que o hirsutismo é uma das manifestações mais comuns, caracterizada pelo crescimento de pelos com características masculinas. Essa condição se diferencia da hipertricose, que é o crescimento exagerado de pelos terminais em zonas em que normalmente não há pelos em mulheres, como antebraço, coxas e pernas. O androgênio responsável pelo crescimento piloso é a di-hidrotestosterona (DHT), formada através da ação da enzima 5-alfa-redutase, conforme foi mencionado anteriormente.

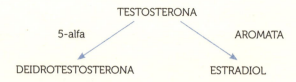

A concentração de androgênios é cerca de 20 vezes menor nas mulheres quando comparada à produção masculina. Nas mulheres, apesar de toda essa disparidade, a produção deste hormônio é constante, pois mesmo na pós-menopausa, a concentração de androgênios, especialmente dos derivados da suprarrenal, como a DHEA e a DHEA-S, mantém-se ativa, apesar da cessação de produção hormonal pelos ovários.

Estados hiperandrogênicos

O hiperandrogenismo é o excesso de hormônios masculinos em mulheres e está associado a produção excessiva de androgênios (testosterona, DHEA, S-DHEA e androstenediona), seja de origem adrenal ou ovariana, ou pela maior sensibilidade do folículo piloso aos andrógenos presentes em concentrações normais, por aumento da atividade da enzima 5-alfa-redutase.

Várias são as causas de estado hiperandrogênico:

- Fisiológica: gravidez e pós-menopausa.
- Genética: racial, familiar.
- Suprarrenais: alterações enzimáticas como hiperplasia adrenal congênita por deficiência de enzimas 21-alfa-hidroxilase e 11-hidroxilase, síndrome de Cushing, adenomas e carcinomas.
- Síndrome dos ovários policísticos (SOP).
- Ovarianas: hipertricose e tumores produtores de androgênios. Entre as neoplasias ovarianas destacam-se: arrenoblastomas, androblastomas, tumores de células da teca granulosa, tumores de células hilares, disgerminomas, teratomas, gonadoblastomas, tecomas luteinizadas e luteomas.
- Mistas: causas suprarrenais e ovarianas.
- Drogas: minoxidil, difenil-hidantoína, danazol, gestrinona, estreptomicina.
- Idiopática: aumento da sensibilidade da unidade pilo-sebácea aos androgênios.

Cerca de 95 por cento das mulheres poderiam ser incluídas em uma destas três síndromes hiperandrogênicas:

- Síndrome dos ovários policísticos (SOP).
- Síndrome decorrente de deficiência enzimática da suprarrenal.
- Hiperandrogenismo idiopático.

A SOP representa, sem dúvida, a maior causa de síndromes hiperandrogênicas. Nela, ocorre uma maior produção de androgênios no ovário. O estado de hiperinsulinemia contribui diretamente para a maior produção de androgênios pelos ovários, bem como para uma maior atuação do hormônio LH. O excesso de insulina e a obesidade diminuem a produção hepática de SHBG e de IGFBP-1, aumentando a forma livre de androgênios na circulação.

Nas hiperplasias da suprarrenal, a deficiência enzimática mais comum é a 21-alfa-hidroxilase, correspondendo a cerca de 95 por cento dos casos.

O diagnóstico de estados hiperandrogênicos é estabelecido através de sinais, sintomas e dosagens hormonais. Entre os sintomas destacam-se alteração hormonal, infertilidade, acne, seborreia, hirsutismo, virilização (hipertrofia de clitóris, aumento da massa muscular, modificação do tom da voz). Ao exame físico, um número expressivo de mulheres apresenta obesidade e resistência à insulina. O grau de hirsutismo deve ser avaliado e classificado pelo índice de Gallwey e Ferriman modificado, considerando-se hirsutismo quando a nota geral for superior a oito. Confira a tabela utilizada para a realização da análise:

Tabela de grau de hirsutismo

LOCALIZAÇÃO	NOTA	DEFINIÇÃO
Lábio superior	1	Alguns pelos nas comissuras
	2	Pequeno bigode nas comissuras
	3	Bigode até a metade dos lábios
	4	Bigode completo
Mento	1	Alguns pelos disseminados
	2	Pelos concentrados em algumas zonas
	3-4	
Parte superior das espáduas	1	Pelos disseminados
	2	Pelos disseminados em maior quantidade
	3-4	Véu ligeiro e espesso
Parte inferior do dorso	1	Espessamento de pelo no sacro
	2	Extensão lateral
	3	Cobertura de ¾ da área
	4	Cobertura completa da área
Parte superior do abdome	1	Alguns pelos na linha média
	2	Maior densidade em toda a linha média
	3-4	Véu médio ou completo
Parte inferior do abdome	1	Alguns pelos na linha média
	2	Fila de pelos na linha média
	3	Franja de pelos
	4	Triangulo invertido
Braços	1	Cobertura disseminada em ¼ da superfície
	2	Cobertura mais significativa, mas incompleta
	3-4	Cobertura completa, ligeira ou densa
Antebraços	1-2	Cobertura completa ligeira dorsal
	3-4	Cobertura completa densa dorsal
Coxas	1-2	Cobertura completa ligeira dorsal
	3-4	Cobertura completa densa dorsal
Pernas	1-2	Cobertura completa ligeira dorsal
	3-4	Cobertura completa densa dorsal

Entre os exames laboratoriais utilizados para diagnosticar estados hiperandrogênicos, convém solicitar o perfil hormonal, que inclui as seguintes análises:

- Testosterona total e livre.
- S-DHEA.
- 17-OH-progesterona.
- Androstenediona.
- Hormônio luteinizante (LH).
- Hormônio folículo estimulante (FSH).
- Prolactina.
- TSH e T livre.
- Cortisol.
- Insulina.
- Glicemia de jejum.

Além de um exame clínico e laboratorial, deve-se também solicitar um exame de ultrassonografia dos ovários e suprarrenais para identificação de padrão dos ovários policísticos, a forma mais comum de hiperandrogenismo, e afastar possíveis associações oncológicas.

O tratamento deve ser sempre baseado na sua etiologia. No entanto, os princípios básicos de tratamento dos estados hiperandrogênicos estão resumidos a seguir:

- Diminuir oferta de androgênios ao folículo piloso, por meio do bloqueio da fonte produtora e do aumento da SHBG.

- Bloquear ação androgênica no folículo, interferir no acoplamento com receptor e inibir a 5-alfa-redutase.
- Orientação dietética.
- Medidas cosméticas.
- Psicoterapia de apoio.

Entre as drogas antiandrogênicas, podemos destacar as seguintes:

- Espironolactona (aldactone): compete com a DHT na ligação com o receptor de androgênio e inibe enzimas envolvidas na biossíntese de androgênios. Dose inicial de 25 mg/dia até 200 mg/dia.
- Acetato de ciproterona: compete com a DHT na ligação ao receptor androgênico e reduz o LH. Sendo um potente progestagênio, causa atrofia endometrial, devendo ser utilizado associado a contraceptivo de via oral. Dose recomendada de 12,5 mg/dia do 5º ao 14º dia do ciclo.
- Finasterida: inibidor da 5-alfa-redutase, enzima que converte a testosterona em DHT.
- Flutamida: antagonista não esteroide de receptor androgênico.
- Anticoncepcionais de via oral: inibem a secreção de LH e aumentam a síntese hepática de SHBG.

Testosterona na atividade física, metabolismo ósseo e sistema cardiovascular

A composição corporal de homens e mulheres é diferente, o que reflete diretamente na resposta fisiológica ao exercício físico.

As mulheres, além de possuírem um maior percentual de gordura corporal, apresentam um volume de fibra muscular bem menor. Isso vale tanto para as fibras do tipo 1 (aeróbias, de contração lenta) como para as fibras de tipo 2 (anaeróbias, de contração rápida).

A capacidade de transporte de oxigênio também é menor nas mulheres. Acredita-se que este fato seja decorrente da perda sanguínea através da menstruação. Nos exercícios aeróbicos, o consumo máximo de oxigênio das mulheres também é inferior ao dos homens. Esta associação de fatores faz com que o desempenho esportivo na mulher seja de 6 a 15 por cento inferior ao dos homens. Vale lembrar que o tempo de adaptação ao treino é semelhante em ambos os sexos.

A testosterona estimula a síntese proteica no tecido muscular e faz o recrutamento das células satélite para as fibras musculares em atrofia. Este fato favorece o ganho de massa muscular e aumento da força física, além de melhorar o estado funcional da fibra muscular estimulada. Dessa forma, o uso da testosterona proporciona um resultado mais rápido para as mulheres que buscam melhor *performance* física e metabólica.

A força e a massa muscular têm uma relação direta com a massa óssea, ou seja, a testosterona também provocará um aumento da densidade mineral óssea (DMO), ajudando, com isso, a prevenir a osteoporose. Outra possibilidade ainda não tão esclarecida para estimular o processo de remodelagem óssea através da testosterona seria o fato de os hormônios sexuais estimularem receptores capazes de transformar estímulos de tensão em estímulos bioquímicos para a osteogênese. Com a tensão, as células ósseas (osteoblastos) começam a formar o osso, depositando fibras colágenas na matriz óssea. Considerando esta possibilidade, seria necessário 4 a 6 meses de modulação hormonal, associada a exercícios de resistência (como a musculação) para gerar um aumento da DMO.

Os receptores de androgênios também são amplamente distribuídos nos tecidos vasculares, como a artéria aorta, vasos periféricos e células cardíacas atriais e ventriculares. Dessa forma, é possível supor que a testosterona exerça uma importante influência na prevenção de doenças cardiovasculares. Apesar de muitos estudos mostrarem resultados promissores quanto ao metabolismo lipídico e diminuição de isquemia miocárdica, ainda há necessidade de estudos clínicos controlados com maior número de pacientes.

Embora a testosterona seja indispensável à saúde, é importante lembrar que a sua utilização inadequada, na mulher, pode provocar alguns efeitos colaterais como, por exemplo, agressividade, engrossamento da voz, aumento dos pelos corporais, hipertrofia do clitóris, oleosidade da pele e do couro cabeludo, podendo levar ao aparecimento de acne e queda de cabelo.

De modo geral, o diagnóstico da síndrome da deficiência androgênica é bem simples. Uma correta avaliação clínica associada ao exame de sangue (que não precisa ser feito em jejum) já é o suficiente para que o médico identifique a deficiência hormonal e prescreva a dose correta para a reposição da sua paciente.

A total personalização do tratamento é sempre decisiva para a significativa remissão dos sintomas.

Embora existam várias maneiras de fazer a reposição hormonal de testosterona, a forma mais fisiológica e segura é, sem dúvida, a transdérmica nanoestruturada veiculada no Biolipídeo B2, um veículo revolucionário que garante total absorção do hormônio através da pele.

Um dos grandes benefícios da utilização dos hormônios transdérmicos é a sua absorção por via linfática, fato que protege o fígado de qualquer tipo de agressão. Como já foi dito, o corpo humano é como uma grande reação química da qual fazem parte diversos hormônios que agem simultaneamente. Para que se possa atingir a excelência metabólica é necessário que haja um equilíbrio hormonal. A testosterona, apesar de fundamental, não é a única estrela da constelação. É preciso que o corpo esteja em total harmonia. Diante disso, pode-se afirmar que a correta e supervisionada modulação hormonal é uma das maiores aliadas na busca da verdadeira plenitude.

Mensagem aos leitores

No decorrer deste livro, muito se falou em ciência e tecnologia. Ficou evidente que todas as reações que acontecem no corpo humano são mediadas por hormônios. Dessa forma, é incontestável a importância e os benefícios da reposição hormonal, sob correta indicação, em prol da qualidade de vida.

No entanto, a vida vai muito além dos hormônios.

A alimentação saudável, a prática regular e prazerosa de atividade física, uma soneca depois do almoço, um momento de lazer, uma viagem feliz, um abraço sincero, um sorriso cativante, a valorização da espiritualidade, a família, o amor, o prazer em fazer o que se gosta, o prazer em ajudar as pessoas, um simples "obrigado" dito na hora certa, enfim, a vida está em você e na forma como você enxerga o mundo e as pessoas.

O ser humano é um reflexo dos seus pensamentos e atitudes. A felicidade pode estar na beleza de uma rosa, o que vai determinar isso é a sua forma de enxergá-la.

Produção científica dos autores

O grupo de autores deste livro realizou pesquisas juntamente com grupos internacionais e publicou os seguintes artigos sobre hormônios e reposição hormonal transdérmica:

Botelho MA, Queiroz DB, Barros G, Guerreiro S, Fechine P, Umbelino S, Lyra A, Borges B, Freitas A, de Queiroz DC, Ruela R, Almeida JG, Quintans L Jr. Nanostructured transdermal hormone replacement therapy for relieving menopausal symptoms: a confocal raman spectroscopy study. Clinics. 2014;69(2):75-82.

Botelho MA, Guerreiro SJ, Queiroz DB, Barros G, Cavalcante M, Souza JMO, Silva AM, Lemos TLG, Quintans Jr. L. Depth-scanning confocal Raman for rapid in vivo determination of testosterone concentration profiles in human skin. Medical Express. 2014;1(1):31-35

Botelho MA, Queiroz DB, Freitas A, Guerreiro S, Umbelino S, Barros G, et al. Effects of a new testosterone transdermal delivery system, Biolipid B2-testosterone in healthy middle aged men: a confocal Raman spectroscopy study. J Pharm Sci Innov. 2013;2(2):1-7.

Gonzaga LW, Botelho MA, Queiroz DB, Fechine P, Freire R, Azevedo E, et al. Nanotechnology in hormone replacement therapy: safe and efficacy of transdermal estriol and estradiol nanoparticles after 5 years follow-up study. Lat Am J Pharm. 2012;31(3):442-50.

Referências bibliográficas

2007 Guidelines for the management of arterial hypertension: the task force for the management of arterial hypertension of the European Society of Hypertension (ESH) and of the European Society of Cardiology (ESC). J Hypertension. 2007;25:1105-87.

Ajayi AA, Halushka PV. Castration reduces platelet thromboxane A2 receptor density and aggregability. QJM. 2005;98(5):349-56.

Ajayi AA, Mathur R, Halushka PV. Testosterone increases human platelet thromboxane A2 receptor density and aggregation responses. Circulation. 1995;91(11):2742-7.

Akdo an M, Tamer MN, Cüre E, Cüre MC, Köro lu BK, Deliba N. Effect of spearmint (Mentha spicata Labiatae) teas on androgen levels in women with hirsutism. Phytother Res. 2007;21(5):444-7.

Alberti KG, Eckel RH, Grundy SM, et al. Harmonizing the metabolic syndrome: a joint interim statement of the International Diabetes Federation Task Force on Epidemiology and Prevention; National Heart, Lung and Blood Institute; American Heart Association; World Heart Federation; International Atherosclerosis Society; and International Association for the Study of Obesity. Circulation. 2009;120:1640-5.

Alder EM, Cook A, Davidson D, West C, Bancroft J. Hormones, mood and sexuality in lactating women. Br J Psychiarty. 1986;148:74-79.

Alexander GM, Sherwin BB. The association between testosterone, sexual arousal, and selective attention for erotic stimuli in men. Horm Behav. 1991;25(3):367-81.

Alexandersen P, Haarbo J, Christiansen C. The relationship of natural androgens to coronary heart disease in males: a review. Aterosclerosis. 1996;125:1-13.

Anabolic Steroid Control Act. United States Sentencing Commission. 1990.

Andersen ML, Tufik S. The effects of testosterone on sleep and sleep-disordered breathing in men: its bidirectional interaction with erectile function. Sleep Med Rev. 2008;12(5):365-79.

AndroGel Official FDA information, side effects and uses. Disponível em: http://drugs.com.

Anker SD, Chua TP, Ponikowski P, et al. Hormonal changes and catabolic/anabolic imbalance in chronic heart failure and their importance for cardiac cachexia. Circulation. 1997;96:526-34.

Apicella CL, Dreber A, Campbell B, Gray PB, Hoffman M, Little AC. Testosterone and financial risk preferences. Evolution and Human Behavior. 2008;29(6):384-390.

Appelt H, Strauss B. The psychoendocrinology of female sexuality: a research project. German Journal of Psychology. 1986;10:143-156.

Armanini D, Mattarello MJ, Fiore C, Bonanni G, Scaroni C, Sartorato P, Palermo M. Licorice reduces serum testosterone in healthy women. Steroids. 2004;69(11-12):763-6.

Bachelot A, Meduri G, Massin N, Misrahi M, Kuttenn F, Touraine P. Ovarian steroidogenesis and serum androgen levels in patients with premature ovarian failure. J Clin Endocrinol. 2005;90:2391-96.

Referências bibliográficas

Bachmann GA, Leiblum SR. Sexuality in sexagenarian women. Maturitas. 1991;13:45-50.

Badoud F, Boccard J, Schweizer C, Pralong F, Saugy M, Baume N. Profiling of steroid metabolites after transdermal and oral administration of testosterone by ultra-high pressure liquid chromatography coupled to quadrupole time-of-flight mass spectrometry. J Steroid Biochem Mol Biol. 2013;138(11):222-35.

Bagatell CJ, Bremner WJ. Drug therapy: androgens in men – uses and abuses. N Engl J Med. 1996;334:707-14.

Bagatell CJ, Bremner WJ. The effects of aging and testosterone on lipids and cardiovascular risk: therapeutic perspective. J Clin Endocrinol Metab. 1998;83:3340-1.

Bardin SW, Swerdloff RS, Santen RJ. Androgens: risks and benefits. J Clin Endocrinol Metab. 1991;73:4-7.

Baselt RC. Disposition of toxic drugs & chemicals in man. 8. ed. Foster City, CA: Biomedical Publications;2008;1501-1504.

Bassil N, Alkaade S, Morley JE. The benefits and risks of testosterone replacement therapy: a review. Ther Clin Risk Manag. 2009;5(3):427-48.

Beck AT, Steer RA, Brown, GK. BDI Manual. 2. ed. San Antonio: The Psychological Corporation, Harcourt Brace; 1987.

Benson V, Marano MA. Current estimates from the National Health Survey, 1995. National Center for Health Statistics, Vital Health and Statistics. 1998:10

Berg SJ, Wynne-Edwards KE. Changes in testosterone, cortisol, and estradiol levels in men becoming fathers. Mayo Clinic Proceedings. 2001;76(1):582-592.

Berthold AA. Transplantation der Hoden. Arch. Anat. Physiol. Wissensch. 1849;16:42-6.

Bhasin S, Storer TW, Berman N, Callegari C, Clevenger B, Phillips J, Bunnell TJ, Tricker R, Shirazi A, Casaburi R. The effects of supraphysiologic doses of testosterone on muscle size and strength in normal men. N Engl J Med. 1196;335(1): 1-7.

Bhasin S. Androgen treatment of hypogonadal men. J Clin Endocrinol Metab. 1992;74:1221-5.

Bhasin S. Secular decline in male reproductive function: is manliness threatened?. J Clin Endocrinol Metab. 2007;92(1):44-5.

Bode D, Seehusin DA, Baird D. Hirsutism in Women. Am Fam Physician. 2012;85(4):373-380.

Bolour S, Braunstein G. Testosterone therapy in women: a review. Int J Impot Res. 2005;17(5):399-408.

Booth A, Dabbs JM. Testosterone and men's marriages. Social Forces. 1993;72(2):463-477.

Booth A, Johnson DR, Granger DA. Testosterone and men's health. J Behav Med. 1999;22(1):1-19.

Bostwick DG, Burke HB, Djakiew D, Euling S, Ho SM, Landolph J, Morrison H, Sonawane B, Shifflett T, Waters DJ, Timms B. Human prostate cancer risk factors. Cancer. 2004;101(10):2371-490.

Botelho MA, Queiroz DB, Barros AG, et al. Nanostructured transdermal hormone replacement therapy relieving menopausal symptoms: a confocal Raman spectroscopy study. Clinics. 2014;69(2):31-35.

Botelho MA, Queiroz DB, Freitas A, et al. Effects of a new testosterone transdermal delivery system, Biolipid B2®-testosterone in healthy middle aged men: a confocal Raman spectroscopy study. Journal of Pharmaceutical and Scientific Innovation. 2013;2(2):1-7.

Bratoeff E, Cabeza M, Ramirez E, Heuze Y, Flores E. Recent advances in the chemistry and pharmacological activity of new steroidal antiandrogens and 5 alpha-reductase inhibitors. Curr Med Chem. 2005;12(8):927-43.

Breiner M, Romalo G, Schweikert HU. Inhibition of androgen receptor binding by natural and synthetic steroids in cultured human genital skin fibroblasts. Klin Wochenschr. 1986;64(16):732-7.

Brincat M, Studd JWW, O'Dowd T, et al. Subcutaneous hormone implants for the control of climacteric symptoms. The Lancet. 1984;1:16-18.

Brooks RV. Androgens. Clin Endocrinol Metab. 1975;4(3):503-20.

Browne KR. Biology at work: rethinking sexual equality. New Brunswick: Rutgers University Press; 2002:112.

Brown-Séquard CE. The effects produced on man by subcutaneous injections of liquid obtained from the testicles of animals. Lancet. 1889;2(3438):105.

Burger HG, Dudley EC, Cui J, Dennerstein L, Hooper J. A prospective longitudinal study of serum testosterone, dehydroepiandrosterone sulfate, and sex hormone-binding globulin levels through the menopause transition. J Clin Endocrinol Metab. 2000;85:2832-2838.

Burger HG, Hailes J, Menelaus M. The management of persistent symptoms with estradiol-testosterone implants: clinical, lipid and hormonal results. Maturitas. 1984;6:351-358.

Butenandt A, Hanisch G. Uber die Umwandlung des Dehydroandrosterons in Androstenol-(17)-one-(3) (Testosterone); um Weg zur Darstellung des Testosterons auf Cholesterin (Vorlauf Mitteilung). Chemische Berichte. 1935;68:1859-1862.

Butenandt A, Hanisch G. Umwandlung des Dehydroandrosterons in Androstendiol und Testosterone; ein Weg zur Darstellung des Testosterons aus Cholestrin. Hoppe Seylers Z Physiol Chem. 1935;237(2):89.

Calistro AL. Population differences in the testosterone levels of young men are associated with prostate cancer disparities in older men. Am J Hum Biol. 2010;22(4):449-55.

Carney DR, Cuddy AJ, Yap AJ. Power posing: brief nonverbal displays affect neuroendocrine levels and risk tolerance. Psychol Sci. 2010;21(10):1363-1368.

Caspers PJ, Lucassen GW, Bruining HA, Puppels GJ. Automated depth-scanning confocal Raman microspectrometer for rapid in vivo determination of water concentration profiles in human skin. Journal of Raman Spectroscopy. 2000;31(8):813-818.

Chen JQ, Brown TR, Russo J. Regulation of energy metabolism pathways by estrogens and estrogenic chemicals and potential implications in obesity associated with increased exposure to endocrine disruptors. Biochem Biophys Acta. 2009;1793:1128-43

Coccaro E. Neurotransmitter correlates of impulsive aggression in humans. In: Ferris C, Grisso T, editores. Understanding aggressive behaviour in children. Annals of the New York. New York: Academy of Sciences; 1996;794. p. 82-89.

Contraceptive efficacy of testosterone-induced azoospermia in normal men. World Health Organization Task Force on methods for the regulation of male fertility. Lancet; 1990;336(8721):955-9.

Corbier P, Edwards DA, Roffi J. The neonatal testosterone surge: a comparative study. Arch Int Physiol Biochim Biophys. 1992;100(2):127-31.

Cosgrove KP, Mazure CM, Staley JK. Evolving knowledge of sex differences in brain structure, function, and chemistry. Biol Psychiatry. 2007;62(8):847-55.

Cox RM, John-Alder HB. Testosterone has opposite effects on male growth in lizards (Sceloporus spp.) with opposite patterns of sexual size dimorphism. J Exp Biol. 2005;208(24):4679-87.

Cunningham GR(2008-06-25). Testosterone treatment in aging men. 2008. [citado em 17 jun 2009]. Endocrine Today. Disponível em: http://www.healio.com/endocrinology.

Dabbs M, Dabbs JM. Heroes, rogues, and lovers: testosterone and behavior. New York: McGraw-Hill; 2000.

Daí WS, Gutai GP, Kuller LH, et al. Relation between plasma high-density-lipoprotein cholesterol and sex hormone concentration in men. Am J Cardiol. 1984;53:1259-63.

Dakin CL, Wilson CA, Kalló I, Coen CW, Davies DC. Neonatal stimulation of 5-HT(2) receptors reduces androgen receptor expression in the rat anteroventral periventricular nucleus and sexually dimorphic preoptic area. Eur J Neurosci. 2008;27(9):2473-80.

David KG, Dingemanse E, Freud J. Laqueur E. Über krystallinisches mannliches Hormon aus Hoden (Testosteron) wirksamer als aus harn oder aus Cholesterin bereitetes Androsteron. Hoppe Seylers Z Physiol Chem. 1935;233(5-6):281.

Davis SR, McCloud PI, Strauss BJG, Burger HG. Testosterone enhances estradiol's effects on postmenopausal bone density and sexuality. Maturitas. 1995;21:227-236.

Davis SR, Moreau M, Kroll R, Bouchard C, Panay N, Gass M, Braunstein GD, Hirschberg AL, Rodenberg C, Pack S, Koch H, Moufarege A, Studd J. Testosterone for low libido in postmenopausal women not taking estrogen. N Engl J Med. 2008;359(19):2005-17.

Davis SR. Androgen replacement in women: a commentary. J Clin Endocrinol Metab. 1999;84:1886-1891.

De Kruif P. The male hormone. New York: Harcourt, Brace; 1945.

De Loof A. Ecdysteroids: the overlooked sex steroids of insects? Males: the black box. Insect Science. 2006;13(5):325-338.

Dindyal S. The sperm count has been decreasing steadily for many years in Western industrialised countries: Is there an endocrine basis for this decrease? The Internet Journal of Urology. 2007;2(1):1-21.

Dupuy H. The psychological general well-being (PGWB) index. In: Wenger N, Mattson M, Furberg C, Elinson J, editores. Assessment of quality of life in clinical trials of cardiovascular therapies. New York: Le Jacq Publishing; 1984:170-183.

Eden JA. A pilot study of andro-feme cream (1% testosterone). In: Adelaide SA. Proceedings of the 4th Annual Congress of the Australasian Menopause Society [abstract]. Australia; 2000.

Eisenegger C, Naef M, Snozzi R, Heinrichs M, Fehr E. Eisenegger, et al. reply. Nature. 2012;485:E5-E6.

Eisenegger C, Naef M, Snozzi R, Heinrichs M, Fehr E. Prejudice and truth about the effect of testosterone on human bargaining behavior. Nature. 2010;463,356-359.

Emmelot-Vonk MH, Verhaar HJ, Nakhai Pour HR, Aleman A, Lock TM, Bosch JL, Grobbee DE, van der Schouw YT. Effect of testosterone supplementation on functional mobility, cognition, and other parameters in older men: a randomized controlled trial. JAMA. 2008;299(1):39-52.

Engel JB, Schally AV. Drug insight: clinical use of agonists and antagonists of luteinizing-hormone-releasing hormone. Nat Clin Pract Endocrinol Metab. 2007;3(2):157-67.

Engeland A, Bjorge T, Selmer RM, Tverdal A. Height and body mass index in relation to total mortality. Epidemiology. 2003;14:293-9

English KM, Steeds RP, Jones H, Diver MJ, Channer KS. Low-dose transdermal testosterone therapy improves angina threshold in men with chronic stable angina. Circulation. 2000;102:1906-11.

Eskin BA. Endocrinology of postmenopause and geripause. In: Eskin BA, Troen BR, editores. The geripause: Medical management during the late menopause. New York: Parthenon; 2002. p. 17-30.

Exton MS, Bindert A, Krüger T, Scheller F, Hartmann U, Schedlowski M. Cardiovascular and endocrine alterations after masturbation-induced orgasm in women. Psychosom Med. 1999;61(3):280-9.

FDA adding general warning to testosterone products about potential for venous blood clots. FDA. 19 jun 2014 [acesso em 28 jun 2014].

Referências bibliográficas

Fedor-Freybergh P. The influence of estrogens on the wellbeing and mental performance in climacteric and postmenopausal women. Acta Obstet Gyanecol Scand. 1977;64:1-68.

Fernández-Balsells MM, Murad MH, Lane M, Lampropulos JF, Albuquerque F, Mullan RJ, Agrwal N, Elamin MB, Gallegos-Orozco JF, Wang AT, Erwin PJ, Bhasin S, Montori VM. Clinical review 1: Adverse effects of testosterone therapy in adult men: a systematic review and meta-analysis. The Journal of Clinical Endocrinology and Metabolism. 2010;95(6):2560-75.

Ferriman D, Gallwey JD. Clinical assessment of body hair growth in women. J Clin Endocrinol Metab. 1961;21:1440-1447.

Finkelstein J, Susman E, Chinchilli V, Kunselman S, D'Arcangelo MR, Schwab J, Demers L, Liben L, Lookingbill G, Kulin HE. Estrogen or testosterone increases self-reported aggressive behaviors in hypogonadal adolescents. Journal of Clinical Endocrinology and Metabolism. 1997;82(8):2433-2438.

Finotti, M. Síndrome da insuficiência androgenética na mulher: diagnóstico e complicações terapêuticas. Brasília Med. 2013;50(4):312-317

Fogle RH, Stanczyk FZ, Zhang X, Paulson RJ. Ovarian androgen production in post-menopausal women. J Clin Endocrinol Metab. 2007;92:3040-3043.

Forest MG, Cathiard AM, Bertrand JA. Evidence of testicular activity in early infancy. J Clin Endocrinol Metab. 1973;37(1):148-51.

Foss GL. Clinical administration of androgens. Lancet. 1939;1:502-4.

Fox CA, Ismail AA, Love DN, Kirkham KE, Loraine JA. Studies on the relationship between plasma testosterone levels and human sexual activity. J Endocrinol. 1972;52(1):51-8.

Freeman ER, Bloom DA, McGuire EJ. A brief history of testosterone. J Urol. 2001;165(2):371-3.

Fritz MA, Speroff L. Clinical gynecology and infertility. 8 ed. Philadelphia: Wolters Kluwer, Lippincott Williams & Wilkins; 2011.

Gallagher TF, Koch FC. The testicular hormone. J Biol Chem.1929;84(2):495-500.

Gangestead SW, Thornhill R, Garver-Apgar CE. Adaptations to ovulation: Implications for sexual and social behavior. Current directions in psychological science. 2005;14(6):312-316.

Garratt A, Torgerson D, Wyness J, Hall M , Reid DM. Measuring sexual function in pre menopausal women. Br J Obstet Gynaecol. 1995;102:311-316.

Gaylis FD, Lin DW, Ignatoff JM, Amling CL, Tutrone RF, Cosgrove DJ. Prostate cancer in men using testosterone supplementation. J Urol. 2005;174(2):534-8; discussion 538.

Goldberg RJ. Coroanary heart disease: Epidemiology and risk factors. In: Ockene IS, Ockene JK, editores. Prevention of coronary heart disease. Boston: Little, Brown and Company; 1992:3-40.

Goldey KL, van Anders SM. Sexy thoughts: effects of sexual cognitions on testosterone, cortisol, and arousal in women. Horm Behav. 2011;59(5):754-64.

Goldman D, Lappalainen J, Ozaki N. Direct analysis of candidate genes in impulsive disorders. In: Bock G, Goode J, editores. Genetics of criminal and antisocial behaviour. Ciba Foundation Symposium 194. Chichester: John Wiley & Sons; 1996.

Gonzaga MA, Botelho DB, Queiroz, et al. Nanotechnology in hormone replacement therapy: Safe and efficacy of transdermal estriol and estradiol nanoparticles after 5 years follow-up study. Latin American Journal of Pharmacy. 2012;31(3): 442-450.

Gould DC, Petty R. The male menopause: does it exist?: For: Some men need investigation and testosterone treatment. West J Med. 2000;173(2):76-8.

Referências bibliográficas

Grant P. Spearmint herbal tea has significant anti-androgen effects in polycystic ovarian syndrome. A randomized controlled trial. Phytother Res. 2010;24(2):186-8.

Gray A, Feldman HA, McKinlay JB, Longcope C. Age, disease, and changing sex hormone levels in middle-aged men: results of the Massachussets Male Aging Study. J Clin Endocrinol Metab. 1991;73:1016-25.

Gray PB, Campbell BC, Marlowe FW, Lipson SF, Ellison PT. Social variables predict between-subject but not day-to-day variation in the testosterone of US men. Psychoneuroendocrinology. 2004;29(9):1153-62.

Gray PB, Chapman JF, Burnham TC, McIntyre MH, Lipson SF, Ellison PT. Human male pair bonding and testosterone. Human Nature. 2004;15(2):119-131.

Grujic V, Dragnic N, Radic I, Harhaji S, Susnjevic S. Overweight and obesity among adults in Serbia: Results from a national health survey. Eat Weight Disord. 2010;15:34-42

Guay AT, Spark RF, Bansal S, Cunningham GR, Goodman NF, Nankin HR, Petak SM, Perez JB. American Association of Clinical Endocrinologists medical guidelines for clinical practice for the evaluation and treatment of male sexual dysfunction: a couple's problem - 2003 update. Endocr Pract. 2003;9(1):77-95.

Gutai J, LaPorte R, Kuller L, et al. Plasma testosterone, high density lipoprotein colesterol and other lipoprotein fractions. Am J Cardiol. 1981;48:897-902.

Haddad RM, Kennedy CC, Caples SM, Tracz MJ, Boloña ER, Sideras K, Uraga MV, Erwin PJ, Montori VM. Testosterone and cardiovascular risk in men: a systematic review and meta-analysis of randomized placebo-controlled trials. Mayo Clin. Proc. 2007;82(1):29-39.

Haffner SM, Valdez RA, Mikkanen L, et al. Decreased testosterone and dehydroepiandrosterone sulfate concentration are associate with increased insulin and glucose concentration in nondiabetic men. Metabolism. 1994;43:599-603.

Håkonsen LB, Thulstrup AM, Aggerholm AS, Olsen J, Bonde JP, Andersen CY, Bungum M, Ernst EH, Hansen ML, Ernst EH, Ramlau-Hansen CH. Does weight loss improve semen quality and reproductive hormones? Results from a cohort of severely obese men. Reprod Health. 2011;8:24.

Harding SM, Velotta JP. Comparing the relative amount of testosterone required to restore sexual arousal, motivation, and performance in male rats. Horm Behav. 2011;59(5):666-73.

Harris A. Abbott labs sued by five men claiming androgel injuries. Bloomberg LP. [citado em 16 jun 2014]. Disponível em: http://www.bloomberg.com.

Hart BL. Role of testosterone secretion and penile reflexes in sexual behavior and sperm competition in male rats: a theoretical contribution. Physiol Behav. 1983;31(6):823-7.

Hayward CS, Kelly RP, Collins P. The roles of gender, the menopause replacement on cardiovascular function. Cardiovasc Res. 2000;46:28-49.

Hellhammer DH, Hubert W, Schürmeyer T. Changes in saliva testosterone after psychological stimulation in men. Psychoneuroendocrinology. 1985;10(1):77-81.

Hiipakka RA, Liao S. Molecular mechanism of androgen action. Trends Endocrinol Metab. 1998;9(8):317-24.

Hirschenhauser K, Frigerio D, Grammer K, Magnusson MS. Monthly patterns of testosterone and behavior in prospective fathers. Horm Behav. 2002;42(2):172-81.

Hoberman JM, Yesalis CE. The history of synthetic testosterone. Sci Am. 1995;272(2):76-81.

Hogervorst E, Bandelow S, Combrinck M, Smith AD. Low free testosterone is an independent risk factor for Alzheimer's disease. Exp Gerontol. 2004;39(11-12):1633-9.

Referências bibliográficas

Holmäng A, Björntorp P. The effects of testosterone on insulin sensitivity in male rats. Acta Physiol Scand. 1992;146:505-10.

Holt EH, Zieve D. Testosterone. MedlinePlus Medical Encyclopedia. U.S. National Library of Medicine. 2008 [citado em 17 jul 2009]. Disponível em: http://www.fda.gov/downloads/Drugs/DrugSafety/UCM383909.pdf

Hulmi JJ, Ahtiainen JP, Selänne H, Volek JS, Häkkinen K, Kovanen V, Mero AA. Androgen receptors and testosterone in men – effects of protein ingestion, resistance exercise and fiber type. J Steroid Biochem Mol Biol. 2008;110(1-2):130-7.

Institute of Public Health of Serbia 'Dr. Milan Jovanovic Batut'. Health statistical yearbook of Republic of Serbia; 2007.

James PJ, Nyby JG, Saviolakis GA. Sexually stimulated testosterone release in male mice (Mus musculus): roles of genotype and sexual arousal. Horm Behav. 2006;50(3):424-31.

Jankovic S, Vlajinac H, Bjegovic V, et al. The burden of disease and injury in Serbia. Eur J Public Health. 2006;17:80-5.

Janse F, Tanahatoe SJ, Eijkemans MJC, Fauser BCJM. Testosterone concentrations, using different assays in different types of ovarian insufficiency: a systematic review and meta-analysis. Hum Reprod Update. 2012;18(4):405-419.

Janseen I, Powell LH, Crawford S, Lasley B, Sutton-Tyrrell K. Menopause and the metabolic syndrome: the Study of Women's Health Across the Nation. Arch Intern Med. 2008;168:1568-75.

Jones B, Kenward M. Design and Analysis of Cross-Over Trials. London: Chapman and Hall; 1989.

Jones TH, Saad F. The effects of testosterone on risk factors for, and the mediators of, the atherosclerotic process. Atherosclerosis. 2009;207(2):318-27.

Josephs RA, Guinn JS, Harper ML, Askari F. Liquorice consumption and salivary testosterone concentrations. Lancet. 2001;358(9293):1613-4.

Journal of the American Academy of Child & Adolescent Psychiatry. 1996;35(10):1322-1330.

Kalat JW. Reproductive behaviors. Biological psychology. Belmont: Wadsworth, Cengage Learning; 2009:321.

Kalilla A, Lehouxb JG, Wagnerac RJ, et al. Dehydroepiandrosterone protects low densitylipoprotein agaist peroxidation by free radicals produced by radiolysis of ethanol water mistures. Atherosclerosis. 1998;136:99-107.

Kapoor P, Luttrell B, Williams D. The free androgen index is not valid for adult males. J Steroid Biochem Mol Biol. 1993;45:325-326.

Karkazis K, Jordan-Young R. (April 11, 2014). The trouble with too much T. New York Times. 2014 [citado em 12 abril 2014].

Kenyon AT, Knowlton K, Sandiford I, Koch FC, Lotwin G. A comparative study of the metabolic effects of testosterone propionate in normal men and women and in eunuchoidism. Endocrinology. 1940;26(1):26-45.

Kicman AT, Cowan DA. Subject-based profiling for the detection of testosterone administration in sport. Drug Test Anal. 2009;1(1):22-4.

Kingsberg, SA. The new (middle) age approach to female sexual dysfunction. Menopause. 2001;7:286-287.

Knobil E, Neill J. The physiology of reproduction. New York: Raven Press, 1988:975-98

Koehler K, Parr MK, Geyer H, Mester J, Schänzer W. Serum testosterone and urinary excretion of steroid hormone metabolites after administration of a high-dose zinc supplement. Eur J Clin Nutr. 2009;63(1):65-70.

Koulouri O, Conway GS. A systematic review of commonly used medical treatments for hirsutism in women. Clin Endocrinol. 2008;68(5):800-805.

Referências bibliográficas

Kraemer HC, Becker HB, Brodie HK, Doering CH, Moos RH, Hamburg DA. Orgasmic frequency and plasma testosterone levels in normal human males. Arch Sex Behav. 1976;5(2):125-32.

Krassas GE, Kelestimur F, Micic D, et al. Balkan Group for the Study of Obesity. Self-reported prevalence of obesity among 20 329 adults from large territories of Greece, Serbia and Turkey. Hormones (Athens). 2003;2:49-54.

Kumar V, Kural MR, Pereira BM, Roy P. Spearmint induced hypothalamic oxidative stress and testicular anti-androgenicity in male rats - altered levels of gene expression, enzymes and hormones. Food Chem Toxicol. 2008;46(12):3563-70.

Laan E, Van Lunsen RH. Hormones and sexuality in postmenopausal women: a psychophysiological study. J Psychosom Obset Gynaecol. 1997;18:126-133.

Labrie F, Belanger A, Cusan L, Gomez J-L, Candas B. Marked decline in serum concentrations of adrenal C19 sex steroid precursors and conjugated andrgoenmetabolites during aging. J Clin Endocrinol Metab. 1997;82:2396-2402.

Liu PY, Pincus SM, Takahashi PY, Roebuck PD, Iranmanesh A, Keenan DM, Veldhuis JD. Aging attenuates both the regularity and joint synchrony of LH and testosterone secretion in normal men: analyses via a model of graded GnRH receptor blockade. Am J Physiol Endocrinol Metab. 2006;290(1):E34-E41.

Longcope C, Franz C, Morello C, Baker K, Johnston Jr. CC. Steroid and gonadotropin levels in women during the peri-menopausal years. Maturitas. 1986;8:189-196.

Lovejoy JC, Champagne CM, de onge L, Xie H, Smith SR. Increased visceral fat and decreased energy expenditure during the menopausal transition. Int J Obes (Lond). 2008;32:949-58.

Mélot M, Pudney PD, Williamson AM, et al. Studying the effectiveness of penetration enhancers to deliver retinol through the stratum cornum by in vivo confocal Raman spectroscopy. Journal of Control Release. 2009;138(1):32-39.

Malik S, Wong ND, Franklin SS, et al. Impact of the metabolic syndrome on mortality from coronary heart disease, cardiovascular diseases and all causes in United States adults. Circulation. 2004;110:1245-50.

Marazziti D, Canale D. Hormonal changes when falling in love. Psychoneuroendocrinology. 2004;29(7):931-6.

Marin DP, Figueira AJ Junior, Pinto LG. One session of resistance training may increase serum testosterone and triiodetironine in young men. Medicine & Science in Sports & Exercise. 2006;38(5):S285.

Marner L, Nyengaard JR, Tang Y, Pakkenberg B. Marked loss of myelinated nerve fibers in the human brain with age. J Comp Neurol. 2003;462(2):144-52.

Mazer NA. New clinical applications of transdermal testosterone delivery in men and women. J Control Release. 2000;65:303-15.

Mazur A, Michalek J. Marriage, divorce, and male testosterone. Social Forces. 1998;77(1):315-330.

McClamrock H, Adashi E. Gestational Hyperandrogenism. Fertil Steril. 1992;57:257-270.

McCoy NL, Davidson JM. A longitudinal study of the effects of menopause on sexuality. Maturitas. 1985;7:203-210.

McPhaul MJ, Young. Complexities of androgen action. J Am Acad Dermatol. 2001;45(3):S87-94.

Mechoulam R, Brueggemeier RW, Denlinger DL. Estrogens in insects. Journal Cellular and Molecular Life Sciences. 1984;40(9):942-944.

Medras M, Jankowska E. Testosterone and atherosclerosis in males during andropause. Pol Merkuriusz Lek. 1999;6:205-7.

Mehta PH, Jones AC, Josephs RA. The social endocrinology of dominance: basal testosterone predicts cortisol changes and behavior following victory and defeat. J Pers Soc Psychol. 2008;94(6):1078-93.

Mehta PH, Josephs RA. Testosterone change after losing predicts the decision to compete again. Horm Behav. 2006;50(5):684-92.

Meinhardt U, Mullis PE. The essential role of the aromatase/p450arom. Semin Reprod Med. 2002;20(3):277-84.

Miller SL, Maner JK. Scent of a woman: men's testosterone responses to olfactory ovulation cues. Psychol Sci. 2010;21(2):276-83.

Moffat SD, Hampson E. A curvilinear relationship between testosterone and spatial cognition in humans: possible influence of hand preference. Psychoneuroendocrinology. 1996;21(3):323-37.

Moffat SD, Zonderman AB, Metter EJ, Kawas C, Blackman MR, Harman SM, Resnick SM. Free testosterone and risk for Alzheimer disease in older men. Neurology. 2004;62(2):188-93.

Montgomery J, Brincat M, Appleby L, Versi E, Fenwick P, Studd JWW. Effect of oestrogen and testosterone implants on psychological disorders in the climacteric. The Lancet. 1987;1:297-299.

Mooradian AD, Morley JE, Korenman SG. Biological actions of androgens. Endocr Rev. 1987;8(1):1-28.

Morales A, Heaton JPW, Carson CC. Andropause: a misnomer for a true clinical entity. J Urology. 2000;163:705-12.

Morgentaler A, Schulman C. Testosterone and prostate safety. Front Horm Res. Frontiers of Hormone Research 2009;37:197-203.

Morgentaler A, Traish AM. Shifting the paradigm of testosterone and prostate cancer: the saturation model and the limits of androgen-dependent growth. Eur Urol. 2009;55(2):310-20.

Mushayandebvu T, Castracane DV, Gimpel T, Adel T, Santoro N. Evidence for diminished midcycle ovarian androgen production in older reproductive aged women. Fertil Steril. 1996;65:721-723.

Myers JB, Meacham RB. Androgen replacement therapy in the aging male. Rev Urol. 2003;5(4):216-26.

Nater UM, Rohleder N, Gaab J, Berger S, Jud A, Kirschbaum C, et al. Human salivary alpha-amylase reactivity in a psychosocial stress paradigm. Int J Psychol. 2005;55(3):333-42.

Nelson DL, Cox MM. Lehninger Principle of Biochemistry. [s.l.]: WH Freeman and Company; 2013.

Nelson, Randy F. An introduction to behavioral endocrinology. Sunderland: Sinauer Associates; 2005:143.

NHS Gov.uk. Gender dysphoria - Treatment. 21 maio 2012 [acesso em 31 out 2013].

Noirhomme P, Jacquet L, Underwood M, El Khoury G, Goenen M, Dion R. The effect of chronic mechanical circulatory support on neuroendocrine activation in patients with end-stage heart failure. Eur J Cardio thoracic Surg. 1999;16:63-7.

Nordoy A, Aakvaag, Thele D. Sex hormones and high density lipoproteins in healthy males. Atherosclerosis 1979; 34: 431-6.

Oguz A, Temizhan A, Abaci A, et al. Obesity and abdominal obesity; an alarming challenge for cardiometabolic risk in Turkish adults. Anadolu Kardiyol Derg. 2008;8:401-6.

Ong PGL, Patrizi G, Chong WCS, et al. Testosterone enhances flow-mediate brachial artery reactivityin men with coronary artery disease. Am J Cardiol. 2000;85:14-7.

Otavio C, et al. Efeitos cardiovasculares da testosterona. Arq Bras Cardiol. 2002;79(6).

Pasquali R, Casimirri F, Cantobelli S, et al. Effect of obesity and body distribuition on sex hormones and insulin in men. Metabolism. 1991;40:101-4.

Payne AH, O'Shaughnessy P. Structure, function, and regulation of steroidogenic enzymes in the Leydig cell. In: Payne AH, Hardy

MP, Russell LD. Leydig Cell. Vienna: Cache River Press; 1996. p. 260-285.

Pereda MCV. Avaliação dos efeitos do óleo extraído dos grãos verdes de coffea arabica L. e dos fitoesteróis de brassica campestris L. na melhora da celulite e da gordura localizada. Campinas; 2009:50.

Phillips G. Relationship between serum sex hormones and the glucose-insulin-lipid defect in men with obesity. Metabolism. 1993;42:116-20.

Pike CJ, Rosario ER, Nguyen TV. Androgens, aging, and Alzheimer's disease. Endocrine. 2006;29(2):233-41.

Pilz S, Frisch S, Koertke H, Kuhn J, Dreier J, Obermayer-Pietsch B, Wehr E, Zittermann A. Effect of vitamin D supplementation on testosterone levels in men. Horm Metab Res. 2011;43(3):223-5.

Pirke KM, Kockott G, Dittmar F. Psychosexual stimulation and plasma testosterone in man. Arch Sex Behav. 1974;3(6):577-84.

Pozo OJ, Deventer K, Van Eenoo P, Rubens R, Delbeke FT. Quantification of testosterone undecanoate in human hair by liquid chromatography-tandem mass spectrometry. Biomed. Chromatogr. 2009;23(8):873-80.

Prasad AS, Mantzoros CS, Beck FW, Hess JW, Brewer GJ. Zinc status and serum testosterone levels of healthy adults. Nutrition. 1996;12(5):344-8.

Proni H. Deficiência androgênica na mulher. Rev Assoc Med Bras. 2010;56(5):579-82

Pudney PDA, Mélot ME, Caspers PJ, et al. In-vivo confocal Raman study of the delivery of the skin active retinol to the skin. Applied Spectroscopy. 2009;61(8):804-811.

Purvis K, Landgren BM, Cekan Z, Diczfalusy E. Endocrine effects of masturbation in men. J Endocrinol. 1976;70(3):439-44.

Radosh L. Drug treatments for polycystic ovary syndrome. Am Fam Physician 2009;79(8):671-676.

Randall VA. Role of 5 alpha-reductase in health and disease. Baillieres Clin Endocrinol Metab.1994;8(2):405-31.

Reed WL, Clark ME, Parker PG, Raouf SA, Arguedas N, Monk DS, Snajdr E, Nolan V, Ketterson ED. Physiological effects on demography: a long-term experimental study of testosterone's effects on fitness. Am Nat 2006;167(5):667-83.

Rhoden EL, Averbeck MA, Teloken PE. Androgen replacement in men undergoing treatment for prostate cancer. J Sex Med. 2008;5(9):2202-8.

Rhoden EL, Averbeck MA. Testosterone therapy and prostate carcinoma. Curr Urol Rep. 2009;10(6): 453-9.

Rohden F. O império dos hormônios e a construção da diferença entre os sexos. Hist cienc saúde – Manguinhos. 2008;15.

Roney JR, Mahler SV, Maestripieri D. Behavioral and hormonal responses of men to brief interactions with women. Evolution and Human Behavior. 2003;24(6):365-375.

Rosano GMC, Leonardo F, Pagnotta P, et al. Acute anti-isquemic effect of testosterone in men with coronary artery disease. Circulation. 1999;99:1666-70.

Rosario ER, Chang L, Stanczyk FZ, Pike CJ. Age-related testosterone depletion and the development of Alzheimer disease. JAMA. 2004;292(12):1431-2.

Rowland DL, Heiman JR, Gladue BA, Hatch JP, Doering CH, Weiler SJ. Endocrine, psychological and genital response to sexual arousal in men. Psychoneuroendocrinology. 1987;12(2):149-58.

Ruizeveld Winter JA, Trapman J, Vermey M, et al. Androgen receptor expression in human tissues: an immunohistochemical study. J Histochem Cytochem. 1991;39:927-36.

Ruzicka L, Wettstein A. Über die kristallinische Herstellung des Testikelhormons, Testosteron (Androsten-3-ol-17-ol). Helvetica Chimica Acta. 1935;18:1264-1275.

Sapienza P, Zingales L, Maestripieri D. Gender differences in financial risk aversion and career choices are affected by testosterone. Proc Natl Acad Sci. U.S.A. 2009;106(36):15268-73.

Sarlis N, Weil S, Nelson LM. Administration of metformin to a diabetic woman with hyperandrogenemia of non tumoral origin: management of infertility and prevention of inadvertent masculinization of a female fetus. J Clin Endocrinol Metab. 1999;84:1510-12.

Schaible TF, Malhotra A, Siabrone G, Scheuer J. The effects of gonadectomy on left ventricular function and cardiac contractile proteins in male and female rats. Circ Res. 1984;54:38-49.

Schultheiss OC, Campbell KL, McClelland DC. Implicit power motivation moderates men's testosterone responses to imagined and real dominance success. Horm Behav. 1999;36(3):234-41.

Schwarz S, Onken D, Schubert A. The steroid story of Jenapharm: from the late 1940s to the early 1970s. Steroids. 1999;64(7):439-45.

Shapiro J, Christiana J, Frishman WH. Testosterone and other anabolic steroids as cardiovascular drugs. Am J Ther. 1999;6:167-74.

Sherwin BB, Gelfand MM. The role of androgen in the maintenance of sexual functioning in oophorectomized women. Psychosom Med. 1987;49:397-409.

Sherwin BB. Affective changes with estrogen and androgen re-placement therapy in surgically menopausal women. J Affect Disord.1988;14:177-187.

Shifren JL, Braunstein G, Simon J, et al. Transdermal testosterone treatment in women with impaired sexual function after oophorectomy. N Eng J Med. 2000;343:682-688.

Simon D, Preziosi Z, Barret-Connor E, et al. Interrelation between plasma testosterone and plasma insulin in healthy adult men. Diabetologia. 1992;35:173-7

Simpson ER, Davis SR. Another role highlighted for estrogens in the male: Sexual behavior. Proc Nat Acad Sci. 2000;97:14038-14040.

Sinha-Hakim I, Arver S, Beall G, et al. The use of a sensitive equilibrium dialysis method for the measurement of free testosterone levels in healthy, cycling women and in human immunodeficiency virus-infected women. J Clin Endocrinol Metab.1998;83:1312-1318.

Södergård R, Bäckström T, Shanbhag V, Carstensen H. Calculation of free and bound fractions of testosterone and estradiol-17 beta to human plasma proteins at body temperature. J Steroid Biochem. 1982;16(6):801-10.

Soma KK, Scotti MA, Newman AE, Charlier TD, Demas GE. Novel mechanisms for neuroendocrine regulation of aggression. Front Neuroendocrinol. 2008; 29(4):476-89.

Soma KK, Sullivan KA, Tramontin AD, Saldanha CJ, Schlinger BA, Wingfield JC. Acute and chronic effects of an aromatase inhibitor on territorial aggression in breeding and nonbreeding male song sparrows. J Comp Physiol A. 2000;186(7-8):759-69.

Southren AL, Gordon GG, Tochimoto S, Pinzon G, Lane DR, Stypulkowski W. Mean plasma concentration, metabolic clearance and basal plasma production rates of testosterone in normal young men and women using a constant infusion procedure: effect of time of day and plasma concentration on the metabolic clearance rate of testosterone. J Clin Endocrinol Metab.1967;27(5):686-94.

Southren AL, Gordon GG, Tochimoto S. Further study of factors affecting the metabolic clearance rate of testosterone in man. J Clin Endocrinol Metab. 1968;28(8):1105-12.

Southren AL, Tochimoto S, Carmody NC, Isurugi K. Plasma production rates of testosterone in normal adult men and women and in patients with the syndrome of feminizing testes. J Clin Endocrinol Metab. 1965;25(11):1441-50.

Stanworth RD, Jones TH. Testosterone for the aging male; current evidence and recommended practice. Clin Interv Aging. 2008;3(1):25-44.

Strahm E, Emery C, Saugy M, Dvorak J, Saudan C. Detection of testosterone administration based on the carbon isotope ratio profiling of endogenous steroids: international reference populations of professional soccer players. Br J Sports Med. 2009;43(13):1041-4.

Striant Official FDA information, side effects and uses. Disponível em: http://drugs.com

Sutton-Tyrrell K, Wildman RP, Matthews KA, et al. SWAN Investigators. Sex hormone binding globulin and the free androgen index are related to cardiovascular risk factors in multiethnic premonopausal women enrolled in the study of women across the nation (SWAN). Circulation 2005; 11(10):1242-9.

Swaab DF, Garcia-Falgueras A. Sexual differentiation of the human brain in relation to gender identity and sexual orientation. Funct Neurol. 2009;24(1):17-28.

Swerdloff RS, Wang C, Bhasin S. Developments in the control of testicular function. Baillieres Clin. Endocrinol. Metab. 1992;6(2):451-83.

Tan WS, Low WY, Ng CJ, Tan WK, Tong SF, Ho C, Khoo EM, Lee G, Lee BC, Lee V, Tan HM. Efficacy and safety of long-acting intramuscular testosterone undecanoate in aging men: a randomised controlled study. [s.l.]: BJU International 111; 2013:1130-40.

Tenover JS. Androgen administration to aging men. Endocrinol Metab Clin North Am. 1994;23:877-92.

Testim (patches and gel) medical facts. Disponível em: http://drugs.com

Testopel pellets. Disponível em: http://www.slatepharma.com

Testosterone affects some women's career choices. NPR. 2009. Disponível em: http://www.npr.org.

Testosterone information. Disponível em: http://drugs.com

Testosterone pregnancy and breastfeeding warnings. Disponível em: http://drugs.com

Testosterone products: Drug safety communication - FDA investigating risk of cardiovascular events. FDA. 2014 [citado em 3 fev 2014].

Testosterone replacement therapy for male aging: ASA position statement. J Androl 2006;27(2):133-4.

Teucher B, Rohrmann S, Kaaks R. Obesity: focus on all cause mortality and cancer. Maturitas. 2010;65:112-17

Torjesen PA, Sandnes L. Serum testosterone in women as measured by an automated immunoassay and a RIA. Clin Chem. 2004;50(3):678-9.

Trager L. Steroidhormone: Biosynthese, Stoffwechsel, Wirkung. Berlin: Springer-Verlag; 1977:349.

Traish AM, Kim N, Min K, Munarriz R, Goldstein I. Role of androgens in female genital sexual arousal: receptor expression, structure, and function. Fertil Steril. 2002;77(4):S11-8.

Traish AM, Saad F, Guay A. The dark side of testosterone deficiency: II. Type 2 diabetes and insulin resistance. J Androl. 2009;30(1):23-32.

Travison TG, Araujo AB, O'Donnell AB, Kupelian V, McKinlay JB. A population-level decline in serum testosterone levels in American men. J Clin Endocrinol Metab. 2007;92(1):196-202.

Trifunovic B, Norton GR, Duffield MJ, et al. An androgenic steroid decreases left ventricular compliance in rats. Am J Physiol. 1995;268:1096-105.

Troen BR. Geripause and approach to the geriatric patient. In: Eskin BA, Troen BR, editores. The geripause: Medical management during the late menopause. New York: Parthenon; 2002:79-82

Tuck SP, Francis RM. Testosterone, bone and osteoporosis. Front Horm Res Frontiers of Hormone Research. 2009;37:123-32.

Tuiten A, Van Honk J, Koppeschaar H, Bernaards C, Thijssen J, Verbaten R. Time course of effects of testosterone administration on sexual arousal in women. Arch Gen Psychiatry. 2000;57(2):149-53; discussion 155-6.

Unimed Pharmaceuticals, Inc.: AndroGel. Proposed Labeling Text. Physician Package Insert. Center for Drug Evaluation and Research reference Guide. Eletronic Orange Book; 2001:1-82.

Unnebrink K, Windeler J. Intention-to-treat: methods for dealing with missing values in clinical trialsof progressively deteriorating diseases. Statist Med. 2001;20:3931-3946.

Van Anders SM, Dunn EJ. Are gonadal steroids linked with orgasm perceptions and sexual assertiveness in women and men? Horm Behav. 2009;56(2):206-13.

Van Anders SM, Hamilton LD, Schmidt N, Watson NV. Associations between testosterone secretion and sexual activity in women. Horm Behav. 2007;51(4):477-82.

Van Anders SM, Watson NV. Menstrual cycle irregularities are associated with testosterone levels in healthy premenopausal women. Am J Hum Biol. 2006;18(6):841-4.

Van Anders SM, Watson NV. Relationship status and testosterone in North American heterosexual and non-heterosexual men and women: cross-sectional and longitudinal data. Psychoneuroendocrinology. 2006;31(6):715-23.

Van Anders SM, Watson NV. Testosterone levels in women and men who are single, in long-distance relationships, or same-city relationships. Horm Behav. 2007;51(2):286-91.

Van Goozen SH, Wiegant VM, Endert E, Helmond FA, Van de Poll NE. Psychoendocrinological assessment of the menstrual cycle: the relationship between hormones, sexuality, and mood. Arch Sex Behav. 1997;26:359-382.

Van Honk J, Montoya ER, Bos PA, van Vugt M, Terburg D. New evidence on testosterone and cooperation. Nature. 2012;485, E4-E5.

Veldhuis JD, Carlson ML, Johnson ML. The pituitary gland secrets in bursts: appraising the nature of glandular secretory impulses by simultaneous multiple-parameter deconvolution of plasma hormone concentrations. Proc Natl Acad Sci USA. 1988;84:7686-90.

Vermeulen A. Androgens and male senescence. In: Neischlag E, Behre HM, editores. Testosterone: Action, Deficiency, Substitution. Berlin: Springer-Verlag; 1990: 261-76.

Vigen R, O'Donnell CI, Barón AE, Grunwald GK, Maddox TM, Bradley SM, Barqawi A, Woning G, Wierman ME, Plomondon ME, Rumsfeld JS, Ho PM. Association of testosterone therapy with mortality, myocardial infarction, and stroke in men with low testosterone levels. Journal of the American Medical Association. 2013;310(17):1829-36.

Villemur B, Truche H, Pernod G, et al. Leg ulcver and Klinefelter sydrome. J Mal Vasc. 1995;20(3):215-8.

Wallen K. Sex and context: hormones and primate sexual motivation. Horm Behav. 2001;40(2):339-57.

Wan TTH, Livieratos B. Interpretting a general index of subjective well-being. Milbank Mem Fund Q. 1978;56:531-556.

Waterman MR, Keeney DS. Genes involved in androgen biosynthesis and the male phenotype. Horm Res. 1992;38(5-6):217-21.

Webb CM, Adamson DL, Zeigler D, Collins P. Effect of acute testosterone on myocardial ischemia in men with coronary artery disease. Am J Cardiol. 1999;83:437-9.

Wilson JD. Androgens, androgen receptors, and male gender role behavior. Horm Behav. 2001;40(2):358-66.

Winkler UH. Effects of androgens on haemostasis. Maturitas. 1996;24:147-55.

Worboys S, Kotsopoulos D, Teede H, McGrath BP, Davis SR. Parental testosterone improves endothelium-dependent and independent vasodilation in postmenopausal women already receiving estrogen. J Clin Endocrinol Metab. 2001;86:158-161.

World Health Organization. WHO Expert Committee on physical status. The use and interpretation of anthropometry. WHO technical report series. Geneva: World Health Organization; 1995.

Wright J, Ellis L, Beaver K. Handbook of crime correlates. San Diego: Academic Press; 2009. p. 208-210.

Yang XC, Jing TY, Resnick LM, Phillips GB. Relation of hemostatic risk factors for coronary heart disease and to sex hormones in men. Arterioscler Thromb. 1993;13:467-71.

Zgliczynski S, Ossowski M, Slowinska SJ, et al. Effect of testosterone replacement therapy on lipids and lipoproteins in hypogonadal and eldery men. Atherosclerosis. 1996;121:35-43.

Zhang G, Moore DJ, Sloan KB et al. Imaging the prodrug-to-drug transformation of a 5-fluorouracil derivative in skin by confocal Raman microscopy. Journal of Investigative Dermatology. 2007;127(5):1205-1209.

Zouboulis CC, Degitz K. Androgen action on human skin - from basic research to clinical significance. Exp Dermatol. 2004;13(4):5-10.

Zuber MX, Simpson ER, Waterman MR. Expression of bovine 17 alpha-hydroxylase cytochrome P-450 cDNA in nonsteroidogenic (COS 1) cells. Science. 1986;234(4781):1258-61.

Zumoff B, Strain GW, Miller LK, Rosner W. Twenty-four hour mean plasma testosterone concentration declines with age in normal premenopausal women. J Clin Endocrinol Metab. 1995;80:1429-1430.